高等院校医学实验教学系列教材

药理学实验教程

第2版

主　编　闵　清

副主编　余　薇　任　平　李炎坤

编　委　（按姓氏笔画排序）

王　诗（湖北科技学院）　闵　清（湖北科技学院）
李炎坤（湖北科技学院）　邱春玉（湖北科技学院）
余　薇（湖北科技学院）　任　平（湖北科技学院）
汪新亮（湖北科技学院）　宋　伟（湖北科技学院）
张又枝（湖北科技学院）　张志鹏（湖北科技学院）
张雨晨（湖北科技学院）　欧阳昌汉（湖北科技学院）
郭　霜（湖北科技学院）　蔡　飞（湖北科技学院）
廖清船（湖北科技学院）

科学出版社

北　京

内 容 简 介

本实验教程由四个章节和附录组成。第一章为药理学实验概述，主要介绍药理学实验的目的、要求、设计方法，实验结果的整理和实验报告的撰写。第二章为药理学实验动物操作基本技术。第三章为药理学实验，包括基础验证性实验及创新性实验，共40个实验。第四章为综合能力训练。附录主要包含常用药理学实验仪器的使用方法、体表面积计算法与药物剂量换算法、常用实验室液体的配置、随机数字表等四部分内容。

本教程所选编药理学实验相关的内容较多，各医药院校可根据本校的实际情况选择使用。适合临床医学、药学、护理学、口腔医学、预防医学等专业本科、专科学生使用。

图书在版编目（CIP）数据

药理学实验教程 / 闵清主编. —2版. —北京：科学出版社，2018.8

ISBN 978-7-03-058414-4

Ⅰ. ①药… Ⅱ. ①闵… Ⅲ. ①药理学-实验-医学院校-教材 Ⅳ. ①R965.2

中国版本图书馆CIP数据核字（2018）第171212号

责任编辑：王　颖 / 责任校对：郭瑞芝

责任印制：赵　博 / 封面设计：王　融

科学出版社 出版

北京东黄城根北街16号

邮政编码：100717

http://www.sciencep.com

保定市中画美凯印刷有限公司印刷

科学出版社发行 各地新华书店经销

*

2013年3月第 一 版　　开本：787×1092　1/16

2018年8月第 二 版　　印张：9

2025年7月第十次印刷　　字数：205 000

定价：35.00元

（如有印装质量问题，我社负责调换）

前　言

药理学是研究药物与机体间相互作用的一门实验性科学，是基础医学与临床医学之间、医学和药学之间的桥梁学科。药理学的学科任务是为阐明药物作用机制、改善药物质量、提高药物疗效、开发新药、发现药物新用途及探索细胞生理、生化和病理过程提供实验资料。药理学的方法是实验性的，即在严格控制的条件下观察药物对机体或其组成部分的作用规律并分析其客观作用原理。药理学实验是药理学教学内容的重要组成部分。

药理学是医学生必修的一门专业基础课，也是药学专业学生必修的一门重要的专业课。为了培养学生科学思考能力、理论联系实际和解决实际问题的能力，以及提高学生动手能力和创新思维，湖北科技学院药学院药理学教研室根据药理学教学大纲和实际教学的需要，特编写了《药理学实验教程》。本教材介绍了常用动物实验的基本知识和技能、常用药理学实验仪器的使用方法，然后结合教学进程，选择经典、实用的实验内容，做到既与理论课密切联系，又有实验课的独特体系；既有整体动物（包括清醒动物和麻醉动物）实验，又有离体器官和细胞实验；既有验证性实验，又有综合性实验、设计性实验。使学生初步具备对客观事物进行观察、比较、分析、综合和解决问题的能力，并验证、巩固和加深理解基本理论，从而初步掌握药理学实验的基本方法。此外，本教程既编写了《药理学》的经典、综合及设计性实验，同时也融入了《临床药理学》的部分实验和《生物药剂与药物动力学》的部分实验内容，既方便学生又经济实用。为了加强本教材的应用性、实用性和创新性，在第2版中不仅增加了设计性实验项目，同时也增加了综合能力训练项目，如药历书写、处方点评、案例分析等应用性强的新内容。本教程适用于临床医学、药学、口腔医学、医学影像学、护理等专业的本专科学生使用。

我们在编写本教程的过程中参考了兄弟院校的某些实验内容，在此谨表谢意。由于水平有限，内容难免有疏漏和不妥之处，敬请谅解。在使用过程中我们会不断总结经验，进一步修正和完善内容。

闵　清
湖北科技学院
2018年4月30日

目　录

第一章　药理学实验概述

一、药理学实验的目的

药理学实验课的目的在于通过实验使学生掌握药理学实验的基本方法，了解获得药理学知识的科学途径，验证药理学中的重要理论，更牢固地掌握药理学的基本概念、基本知识和基本操作技能。

药理学实验课更高层次的目的在于培养学生的能力，实验课是培养学生发现问题、分析问题和解决问题的重要课程。几乎所有药理学知识都是通过实验——有目的的科学实验而得到的，我们上实验课，就是要了解前辈科学家们是怎样提出问题、分析问题并最终设计出科学的实验来验证或解决问题。也就是说，我们上实验课的目的是教会学生一种方法，一种科学的方法，一种获取知识的新手段。能否通过实验课培养学生发现问题、分析问题和解决问题的能力，是我们实验课成败的关键，对医学生来说，能否通过实验课培养自己严肃认真和实事求是的科学态度，使自己具有初步的科研能力，是能否成才的关键问题。

二、药理学实验的要求

为达到上述药理学实验目的，实验课学生必须做到下列几项要求。

1. 实验前

（1）仔细阅读实验指导，了解实验目的、要求、方法和操作步骤，领会其设计原理。

（2）对实验中所用的药物，要了解其药理作用，并明白该药物在本实验中的意义，预测给动物用药后可能出现的情况。

（3）结合实验内容，复习有关药理学和生理学等方面的理论知识。

2. 实验时

（1）将实验器材妥善安排，正确装置。

（2）严格按照实验指导上的步骤进行操作，准确计算药量，防止出现意外差错。

（3）认真、细致地观察实验过程中出现的现象，准确记录药物反应的出现时间、表现及发展进程。联系课堂讲授内容进行思考。

（4）注意节约实验材料。

3. 实验后

（1）及时整理实验结果，保存好原始记录，并写出实验报告。

（2）清洁实验器材，保持室内卫生，存活或死亡的动物分送至指定地点。

三、实验结果的整理和实验报告的撰写

整理实验结果和撰写实验报告是培养学生观察能力和综合分析能力的重要方法，对自己所完成的实验进行科学总结，是实验课最重要的目的之一。通过认真地、科学地总结，可使我们把实验过程中获得的感性认识提高到理性认识，明确该实验已证明的问题及已取得的成果、实验中尚未解决的问题或发现的新问题，以及实验设计中或操作中的优缺点等，这些十分重要。实验报告反映了学生的实验水平及理论水平。实验报告也是向他人提供研

究经验及供本人日后查阅的重要资料，可以为毕业后开展科研工作打下良好的基础。因此，应该充分认识到在校学习期间掌握这一项科学研究工作中关键性工序的重要性。

（一）实验结果的整理

实验结束以后应对原始记录进行整理和分析。药理实验结果有测量资料（如血压值、心率、瞳孔大小、体温变化、生化测定数据和作用时间等），计数资料（如阳性反应或阴性反应、死亡或存活数等），描记曲线，心电图，脑电图，照片和现象记录等。凡属测量资料和计数资料，均应以恰当的单位和准确的数值作定量的表示，不能笼统提示。必要时应作统计处理，以保证结论有较大的可靠性，尽可能将有关数据列成表格或绘制统计图，使主要结果有重点地表达出来，以便阅读、比较和分析。做表格时，要设计出最能反映动物变化的记录表，记录单个动物的表现时，一般将观察项目列在表内左侧，由上而下逐项填写，而将实验中出现的变化，按照时间顺序，由左至右逐格填写。

将多个或多组动物实验结果统计时，一般将动物分组的组别列于表左侧，而将观察记录逐项列于表右侧。绘图时，应在纵轴和横轴上画出数值刻度，表明单位。一般以纵轴表示反应强度，横轴表示时间或药物剂量，并在图的下方注明实验条件。如果不是连续性变化，也可用柱形图表示。凡有曲线记录的实验，应及时在曲线图上标注说明，包括实验题目，实验动物的种类、性别、体重、给药量和其他实验条件等。对较长的曲线记录，可选取有典型变化的段落，剪下后粘贴保存。这里需要注意的是必须以绝对客观的态度来进行裁剪工作，不论预期内的结果或预期外的结果，均应留样。

（二）实验报告的撰写

每次实验后应写好报告，交负责教师批阅。实验报告要求结构完整、条理分明、用词规范、详略得当、措辞注意科学性和逻辑性。一般包括下列内容。

1. 实验题目 一般应包括实验药物、实验动物、实验主要内容等，如“普萘洛尔对麻醉犬的降压作用分析”、“普鲁卡因肌内注射对小鼠的局麻作用及中毒抢救”、“奎尼丁抗电诱发的蛙心心律失常的作用”等。

2. 实验目的 说明本次实验的目的、实验的意义所在，如了解药物有什么作用、掌握什么实验技能等。

3. 实验材料 包括以下三个方面。

（1）实验动物：写出本次实验所用动物种类、性别、体重、数量。

（2）实验药品：列出本次试验所用药品、试剂的名称、浓度、剂量。

（3）实验器材：写出本次实验所用主要使用仪器，手术器材、玻璃器材可不写。

4. 实验方法 要详细、步骤清晰，使别人能看懂、能重复。如果实验方法临时有所变动，或者发生操作技术方面的问题，影响观察的可靠性时，应作详细说明。

5. 实验结果 可用文字，也可用表格或图示多种方法表示，是实验报告中重要的部分。必须绝对保证其真实性。应随时将实验中观察到的现象在草稿本上记录，实验告一段落后立即进行整理，不可单凭记忆或搁置长时间后再作整理，否则易致遗漏或差错。实验报告上一般只列经过归纳、整理的结果。但原始记录应予保存备查。

6. 讨论 应针对实验中所观察到的现象与结果，联系课堂讲授的理论知识进行分析和讨论。不能离开实验结果空谈理论。要判断实验结果是否为预期的，如果属于非预期的，则应该分析其可能原因。讨论的描述一般是首先描述在实验中所观察到的现象，然后对此现象提出自己的看法或推论，最后参照教科书和文献资料对出现这些现象的机制进行分析，如实验观察到用药后动物出现了什么现象，提示该药可能具有什么药理作用，文献曾报道该药可对什么受体有作用。因此，可初步推测该药的这种药理作用可能与其作用于什么受体有关。

7. 结论　用简短的一两句话，总结实验是否达到预期的目的，实验观察药物作用的结果有无预期的药理作用。实验结论是从实验结果归纳出来的概括性判断，也就是对本实验所能说明的问题、验证的概念或理论的简要总结。不必再在结论中重述具体结果。未获证据的理论分析不能写入结论。

四、药理学实验的设计

（一）药理学实验设计的基本要素

科研立题后，从题目中通常可反映出研究内容的三个要素：处理因素、受试对象、实验效应，如表 1-1 所示。

表 1-1　药理学实验设计三个要素

处理因素	受试对象	实验效应
缩宫素	对小鼠	对子宫平滑肌活动的影响
新斯的明	对大鼠	离体肠管的作用
阿托品	对家兔	对瞳孔调节的影响

1. 处理因素（study factor）　是指对实验对象施加的某种外部干预。处理因素可以是物理因素，如电刺激、温度、射线、外伤、手术等；可以是化学因素，如药物、毒物、营养物、缺氧等；也可以是生物因素，如细菌、病毒、真菌等。处理实验对象的目的有两个，一是复制人类疾病的动物模型，观察其发病机制；二是进行实验治疗，观察药物或其他治疗手段的疗效。

（1）确定主要处理因素：根据所提出假设的目的和可能性，实验主要处理因素可确定为单因素或多因素。一次实验的处理因素不宜过多，否则会分组过多，受试对象增多，实验时难以控制。而处理因素过少又难以提高实验广度、深度和效率。

（2）确定因素的强度：处理因素的强度是因素的量的大小，如电刺激强度、药物剂量等。处理的强度适当，同一因素有时可以设置几个不同的强度，如一种药设几个剂量（处理因素的水平也不要过多）。

（3）处理因素的标准化：处理因素在整个实验过程中应保持不变，否则会影响实验结果的评价。例如，电刺激的强度（电压或电流、持续时间、频率等）和药物的质量（来源、纯度、生产厂家、批号、配制方法等）应一致。

（4）重视非处理因素：非处理因素（干扰因素）可能会影响实验结果，应加以控制，如动物的年龄、性别、饲养环境，离体实验时的恒温或灌流条件等。

2. 受试对象（study subjects）　包括动物和人。

（1）实验动物：随着科学技术的发展，无损伤技术、遥控技术和微量技术等现代化检测技术使某些实验直接在人体上进行的可能性越来越大，但基于人道和安全等原因，往往用动物作为实验对象。

1）动物实验的道德责任

A. 凡使用实验动物的实验室应配备相应的专职或兼职技术人员负责实验动物的管理工作。工作人员应接受专业培训，自觉遵守实验动物管理的各项制度，熟悉、掌握操作规程。

B. 为了增进实验动物的敏感性、准确性和实验结果的可重复性，医学实验必须使用合格动物并使之逐步达到标准化。拒绝已经死亡或患传染病的动物进实验室。

C. 应当在麻醉下进行动物外科操作，严禁在不使用麻醉剂下使用肌肉松弛剂进行实验。

D. 必须爱护实验动物，不得戏弄或虐待。对处死后的动物或动物的器官组织应按照实验室规定做适当处理，不可随便乱抛乱弃。

2）选择动物复制人类疾病模型的要点

A. 根据实验的要求，动物的生物学特征要接近人类而又经济易得。

B. 动物的种属及其生理、生化特点适合于复制稳定可靠的疾病模型，如家兔适合做发热模型，而不宜做休克模型；犬不宜做发热模型，而适合做休克模型。

C. 动物的品系和等级应符合研究要求，一般以用纯系动物为好。

D. 动物的健康和营养状况良好。

E. 动物的年龄、体重、性别等尽可能一致，以减少个体差异。

3）动物特征：实验动物是供研究使用的，应该有明确生物学特征、清楚的遗传和微生物背景。

A. 微生物背景：分为Ⅰ级动物（普通动物）、Ⅱ级动物（清洁动物）、Ⅲ级动物（无特异性动物）、Ⅳ级动物（无菌动物）。

B. 遗传背景：有近交系动物（纯种动物）、突变系动物和系统杂交动物。

C. 饲料控制：包括营养素要求、合理加工和无发霉变质等。

D. 设备标准化：如饲养环境的温度、湿度、空气清洁度和噪声控制等。

4）实验动物的选择

A. 小鼠：繁殖力强，价廉，易于饲养，广泛用于需要大量动物的实验。例如，药物筛选实验、急性毒性实验；镇痛、抗感染、抗肿瘤、避孕实验；生物制品和遗传性疾病研究等。

B. 大鼠：在医学研究中，用量仅次于小鼠，如心血管系统、神经系统、内分泌系统及长期毒性实验、致畸实验；免疫学、关节炎实验、肿瘤学研究等。

C. 蛙：用于神经肌肉系统和心血管系统实验等。

D. 豚鼠：用于过敏、抗感染实验等。

E. 兔：用于心血管实验、离体耳实验、发热实验、生殖生理研究等。

F. 猫：用于神经系统实验、呕吐实验等。

G. 猪：用于烧伤实验、肿瘤实验、心血管系统实验、泌尿系统实验等。

H. 犬：用于神经系统、心血管系统、消化系统和毒性实验及外科实验等。

I. 非人灵长类：本类动物具有许多与人类相似的生物学特征，科研广泛应用的是猕猴属的猴，用于避孕实验、镇痛药耐受性、传染病及心血管疾病研究等。

同一药物对不同动物的同一器官系统的效应可以不同，如吗啡对人、猴、犬、兔的中枢神经系统产生抑制效应，而对虎、猫、小鼠的中枢神经系统则引起兴奋。

（2）人：人体实验，是以人体为对象，采取实验手段，有效地对人体进行观察和研究的行为过程。人体实验是医学发展到实验医学后遇到的新课题，常常涉及道德和法律问题。1946 年，《赫尔辛基宣言》问世，规定了人体实验的道德原则。主要内容包括以下四条。

1）医学目的的原则：医学的目的在于防病治病，全心全意为人民健康服务。人体实验使医学知识建立在科学的基础之上，对于医学的发展和人类的健康有重要意义。人体实验的目的必须与医学的目的相一致，通过人体实验研究疾病发生的原因和发病机制，提高预防和诊疗技术水平，从而更好地为人类的健康利益服务，任何以医学科研为名而进行的离开医学目的的人体实验，都是不道德的，是不被允许的。要保证人体实验的严肃性和科学性，实验前要进行论证，并经过上级有关部门批准后才能实施。

2）维护受试者利益原则：人体实验必须以维护受试者利益为前提和出发点，其内容包括：①实验前要反复权衡利弊，充分估计实验中可能发生的问题和困难并制订有关措施。必须先经过动物实验获取无危害的符合科学的良好效果后再做人体实验，不能只顾医学科研而牺牲患者的根本利益。②在实验过程中要有充分的安全措施，以保证受试者身心受到的不良影响减少到最低限度；实验中一旦出现严重意外要立即终止实验。③实验必须由具有相当学术水平的医学科研工作者和丰富经验的实验室人员共同参与或在其指导、监督下进行。

3）知情同意原则：包括知情和同意两个方面。受试者及其家属在实验前有权了解实验的目的、方法、预期好处和潜在危险，在知情以后表示同意接受人体实验并履行承诺手续，才能实施人体实验。受试者随时都有权撤销其承诺。任何采取欺骗性、强迫性或半强迫性手段而实施的人体实验，或利用经济诱惑而取得“同意”的做法，都是违背医学科研道德的，因此是应当绝对禁止的。

4）实验对照原理：为保证实验结果的客观性，人体实验必须正确设置对照组，并注意对照组和实验组的齐同性和可比性，一般采用随机化分组的方法。实验对照组的操作方法主要是安慰剂和双盲剂，二者相互交联，必须严格限制在不损害受试者利益的范围之内。

3. 实验效应（experimental effect）　是反映实验对象在经过处理前后发生生理或病理变化的客观指标。其与实验方法有密切关系。

（1）实验方法：按性质可将实验方法分为功能学、生化学和形态学方法等；按学科可分为生理方法、生物化学方法、毒理学和免疫学方法等；按范围可分为整体方法（应用清醒动物、麻醉动物、病理模型动物的方法）、局部分析法；按水平可分为整体、器官、细胞、亚细胞、分子等；按时间可分为急性、慢性实验，前者又分为在体和离体实验。

（2）实验指标（检测指标）：是指在实验中用于反映研究对象中某些可被检测仪检测或研究者感知的特征或现象。实验指标选择的基本条件如下所示。

1）特异性：指标应能特异性地反映某一特定的现象而不至于与其他现象相混淆。如研究心律失常和心肌缺血应用心电图做指标。研究心功能不全，以室内压变化和心排血量作为指标比用心电图做指标好。特异性低的指标容易造成“假阳性”。

2）客观性：应避免受主观因素干扰造成误差。尽可能选用具体数字或图形表示客观指标，如心电图、脑电图、血压、心率、室内压、血液生化指标等；而疼痛、饥饿、疲倦、全身不适、咳嗽等症状和研究者目测等主观指标则较差。

3）灵敏度：指处理因素引起某种变化的灵敏程度，灵敏高的指标能使微小效应显示出来。灵敏度低的指标可使本应出现的变化不出现，造成“假阴性”。

4）精确度：包括精密度和准确度。精密度指重复观察时观察值与其均值的接近程度，其差值属随机误差。准确度指观察值与其真实值的接近程度，主要受系统误差的影响。实验指标要求既精密又准确。

5）重现性：指在相同条件下所测指标的结果可以重现。重现性高的指标一般意味着误差小，能较真实地反映实际情况。为提高重现性，需注意仪器的稳定性，减少操作误差，控制实验动物的功能状态和实验条件。

6）可行性：指研究者的技术水平和实验室的设备条件能够完成本实验指标测定。

7）认可性：指现成指标必须有文献依据，自己创立的指标必须经过专门的实验鉴定，方被认可。

实验资料可以分为计量资料（measurement data）（量反应，又称 graded response）和计数资料（enumeration data）（质反应，all-or-none response）。有连续量变的资料为计量资料，如血压、尿量、检验值、收缩力、身高、体重、体温等。计量实验效率较高，实验要求的例数可较少，其统计主要为均数和标准差，常用 t 检验或 F 检验。只有出现与否（全或无，阳性或阴性）的资料为计数资料，如有效或无效、死与活等，其实验效率较低，要求的例数较多，其统计描述主要为率，统计检验主要为 χ^2 检验。

另一种为等级资料，如病理改变的程度–、+、++、+++、++++（“–”为正常，“++++”为病变最严重）；也有人把药物的疗效分为–（无效）、+（显效）、++（有效）、+++（治愈），等级资料一般可归入计数资料。计数资料的“数”也是一种量表达，计数资料不意味着是定性研究的资料。

（二）药理学实验设计的基本原则

实验设计三大原则是对照（control）、随机、重复。这些原则是为了避免和减少实验误差及取得实验可靠结论所必须和始终遵循的。

1. 对照原则 要比较就要有对照，以确定处理因素对实验指标的影响，如无对照就不可能说明问题。实验分组可分为处理组和对照组。对照原则要求处理组和对照组除处理因素以外，其他可能影响实验的因素应力求一致。对有自然痊愈倾向的疾病研究尤其要有对照，心理因素影响药物疗效时也必须有对照。对照形式有以下几种。

（1）空白对照：指不对受试对象做任何处理。严格地说，这种对照组与处理组缺乏“齐同”。例如，处理因素是给药，除用药外，还有给药操作如注射的差异，因此，这种对照通常少用。

（2）假处理对照：经过同样的麻醉、注射，甚至进行假手术，但不用药或不进行关键的处理。假处理所用液体的 pH、渗透压、溶媒等均与处理组相同，因而可比性好。在做药物实验时，常将动物做成一定的病理模型，然后才用药，不用药的做模型组，这对于评价药物的作用是必需的。

（3）安慰剂对照：安慰剂是一种在形状、颜色、气味等方面均与药物相同而不含主药的制剂。安慰剂通过心理因素对患者产生“药效”，对某些疾病如头痛、神经官能症等可以产生30%～50%的疗效。安慰剂也可产生“不良反应”，如嗜睡、乏力、头晕等。在新药研究中，应尽量采用双盲法，即患者及医务人员均不能分辨治疗药品和对照品（安慰剂），以确定其真实疗效。安慰剂在新药临床研究双盲对照中极为重要，可用以排除假阳性疗效或假阳性不良反应。研究者应掌握用药组和安慰剂对照组的患者，必要时采用适当措施，以保证患者的安全。

（4）历史对照：用以往的研究结果或文献资料作为对照。在进行癌症、狂犬病等难治性疾病的疗效研究时可采用此法。例如，某病以往治愈率为 0，而现用新药有 2 例治愈，则可认为是一种有效药。但一般疾病不应使用此法，因为不同时代的医疗水平和病情等不同，干扰因素又不易控制。

（5）自身对照：对照与处理在同一受试对象中进行，如以给药前的血压值作为对照。

这种对照简单易行，但它不是随机分配的，如实验前后某些因素发生改变会影响结果，这就难以得到正确的结论。故在实验中常仍需单独设立对照组，通常分别比较处理组和对照组前后效应的差异。

（6）标准对照：用现有的标准方法或用同类典型的药物作为对照，其目的是比较标准方法或典型药物与现用方法（或现用药物）。

（7）相互对照：指各处理因素间互为对照，如几种药物治疗某种疾病时，观察几种药物的疗效，各给药组间互为对照。

以上（1）～（5）属于阴性对照，（6）属于阳性对照。并非每项实验均需上述所有对照，应视具体情况决定。

2. 随机原则　随机（randomization）是使每个实验对象在接受分组处理时均具有相等的机会。随机化有两个作用，一是尽量使抽取的样本能够代表总体，减少抽样误差；二是使各组样本的条件尽量一致，消除或减小组间的人为误差，从而使处理因素产生的效应更加客观，以便得出正确的实验结论。随机的类型和方法很多，现简要介绍几种常用的随机方法。

（1）完全随机设计（completely random design）：是把实验动物完全随机地分配到处理组及对照组中去。仅涉及一个处理因素，又称单因素设计。可分为两组或两组以上，各组例数可相等，也可不相等。本法设计和处理简单易行，但只能处理一个因素，效率较低。实施方法有抽签法及随机数字表法。

例　将雌兔 16 只分为 2 组，2 组动物数相同。编上动物号（按体重由小到大）。从随机数字表中取第 7 行 1～16 列数字。先以随机数字奇数编为 A 组，偶数编为 B 组，得 A 组 9 只，B 组 7 只。因需要将 A 组 1 只调入 B 组，再取以上随机数字后的一个数字（76）除以 9（即 9 只兔子有均等归入 B 组的机会）的余数 4，故将 A 组的第 4 只归入 B 组（表 1-2）。

表 1-2　16 只动物完全随机设计

兔号	1	2	3	4	5	6	7	8	9	10	11	12	13	14	15	16
随机数字	84	42	17	53	31	57	24	55	06	88	77	04	74	47	67	21
组别	B	B	A	A	A	A	B	A	B	B	A	B	B	A	A	A
组别调整								B								

如将动物分为 3 组，过程相似，其中将随机数字被 3 除，余数为 1、2、0 者分别归入 A、B、C 组。

完全随机设计的数据分析，可按单因素方法（*F* 检验）。如只有两组，可用成组比较 *t* 检验。质反应数据常用 χ^2 检验法。

（2）配对设计：先将受试对象按相似条件配对，再随机分配每对受试对象到两个组中。在动物实验中常将同窝、同性别、相近体重的动物配对。本设计与配伍设计能提高统计效率。

例　将 12 对动物进行配对设计。取第 20 行前 12 个随机数字，数字为奇数者将配对组第一个动物分入甲组，偶数分入 B 组（表 1-3）（配对设计资料的分析用配对 *t* 检验法）。

表 1-3　12 对动物配对设计

动物对数	1	2	3	4	5	6	7	8	9	10	11	12
随机数字	31	16	93	32	43	50	27	89	87	19	20	15
配对组第一个动物组别	A	B	A	B	A	B	A	A	A	A	B	A
配对组第一个动物组别	B	A	B	A	B	A	B	B	B	B	A	B

（3）配伍设计（随机区组设计）：是配对设计的扩大，每一配伍组的动物数在 3 只或 3 只以上。各配伍组的例数为组数。本设计涉及两个处理因素，又称双因素设计。

例　将已分成 5 个组的 20 只动物随机分配到 A、B、C、D 四个组。取随机数字，每取 3 个数字留一个空位，第一个配伍组中 3 个数字依次用 4、3、2 除之，余数分别为 1（A）、1（B，即剩下的 B、C、D 之第一位）、0（D、C、D 的第二位）、第四个只能为 C，其他配伍组类推。进而整理出各配伍组的动物编号（表 1-4，表 1-5）。

表 1-4　20 只动物配伍设计

动物编号	1	2	3	4	5	6	7	8	9	10	11	12	13	14	15	16	17	18	19	20
随机数字	61	58	22	–	04	02	99	–	99	78	78	–	83	82	43	–	67	16	38	–
除数	4	3	2	–	4	3	2	–	4	3	2	–	4	3	2	–	4	3	2	–
余数	1	1	0	–	0	2	1	–	3	0	0	–	3	1	1	–	3	1	0	–
组别	A	B	D	C	D	B	A	C	C	D	B	A	C	A	B	D	C	A	D	B

表 1-5　20 只动物配伍分组设计

配伍组	（1）	（2）	（3）	（4）	（5）
A	1	7	12	14	18
B	2	6	11	15	20
C	4	8	9	13	17
D	3	5	10	16	19

配伍设计的数据可用双因素方差分析。

（4）拉丁方设计：拉丁方设计涉及三个因素，又称三因素设计。本设计被安排在一个 $n \times n$ 拉丁方阵中，如 4×4 拉丁方（图 1-1）。

A	B	C	D
B	A	D	C
C	D	B	A
D	C	A	B

图 1-1　4×4 拉丁方

从图 1-1 可见，每行或每列均有 A、B、C、D 四种处理，比配伍设计更均衡，故这种设计误差更小，效率更高，特别适用于立体标本，可以消除标本间和用药次数间的干扰，准确比较药效。在实际应用时使用优化拉丁方则更佳，如 4×4 优化拉丁方。

在表 1-6 中，每种药物受之前其他药物影响各一次，每一种药物又影响之后其他药物各一次，即抵消了各药间的相互影响。在统计计算时不必计算各药的后遗作用。

表 1-6　4×4 优化拉丁方设计

标本号	1	2	3	4
1	A	B	C	D
2	B	D	A	C
3	C	A	D	B
4	D	C	B	A

拉丁方设计的数据可用三因素方差分析。

（5）正交设计：要分析的处理因素较多时可用正交设计，以提高实验效率及节省试验次数。例如，做一个四因素（各因素有 3 个水平）的全面试验需要 34～81 次，若应用正交设计仅需做 9 次。正交设计是利用一套正交表，将各个处理因素与每个水平之间各组合均匀配搭，是一种高效和快速的多因素试验设计方法。正交设计一般记为 $L_9(3^4)$、$L_8(2^7)$等，L 表示正交，L 的右下标表示试验次数，括号内的数字表示水平数，右上角的数字表示因素数，如 $L_8(2^7)$ 表示做 8 次试验，每个因素有 2 个水平，可以安排 7 个因素。正交设计特别适于优化工艺方法、实验条件及多种药物配比等情况。如有 4 种药物（因素），每种药物有 3 个剂量（水平），可用 $L_9(3^4)$（表 1-7）。

表 1-7　$L_9(3^4)$ 正交设计

药物／实验号	A	B	C	D
1	1	1	1	1
2	1	2	2	2
3	1	3	3	3
4	2	1	2	3
5	2	2	3	1
6	2	3	1	2
7	3	1	3	2
8	3	2	1	3
9	3	3	2	1

在表 1-7 中，各药计量以 1（低剂量）、2（中计量）、3（高剂量）表示，第 1 次试验表示 4 种药均用低剂量混合，第 5 次试验表示 A、B 药均用中剂量，C 药用高剂量，D 药用低剂量。经各次试验后，选用效果最好的（可用某些指标和定量计分），判断某次试验的药物配比最佳处方。

3. 重复原则　重复（replication）是指可靠的实验应能在相同条件下可重复出来（重现性），这就要求实验要有一定的例数（重复数）。因此，重复的含义包括重现性与重复数。

重现性可用统计学中显著性检验的值来衡量其是否满意。

$P \leqslant 0.05$：差异在统计学上有显著意义，不可重现的概率≤5%，重现性好。$P \leqslant 0.01$：差异在统计学上有非常显著意义，不可重现的概率≤1%，重现性非常好。

在动物实验中，每组应选用的动物数见表 1-8。

表 1-8　不同动物实验中每组实验动物例数

动物	计量资料	计数资料
小动物（小鼠、大鼠、蛙）	≥10	≥30
中等动物（豚鼠、兔）	≥8	≥20
大动物（猫、猴、犬）	≥6	≥10

注：药物分为 3～5 个剂量组时也可少些例数。

重复性（实验例数）应适当，过少不行，过多也不必要。实验例数与许多因素有关。一般而言，在生物个体差异较小、处理因素强度较大、实验技术（仪器等）较先进、计量资料、组间例数相同、高效实验设计（如拉丁方设计、正交设计）及大动物可选用较少的例数。反之，要较多的例数。

另外，实验设计还要注意均衡原则，实验组与对照组除了处理因素不同外，非处理因素基本一致者称为均衡。均衡是处理因素具有可比性的基础，研究可采用各种设计方案，控制干扰因素趋于一致，主要体现在以下几方面。

（1）动物：要在品系、体重、年龄、性别、饲养和饲养方式等方面一致。

（2）仪器：要在仪器种类、型号、灵敏度、精确度、零点漂移、电压稳定性、操作步骤和熟练程度等方面一致。

（3）药物：要使药物厂商、批号、纯度、剂型、剂量、注射容量和速度、酸碱度、温度、给药途径和顺序等方面保持一致。

（4）环境：要使实验室温度、气压、湿度、季节乃至时间等条件保持一致。

（三）药理实验设计中的剂量问题

1. 安全剂量的探索 首先用小鼠做急性毒性实验，求出最大耐受量（或 LD_1）。然后按等效剂量的直接折算法计算出实验中所用动物的最大耐受量；取其 1/5～1/3 作为较安全的试用量。

2. 剂量递增方案 对于非致死性毒性反应较明显的药物，可先采用较小的剂量（如 LD_1 的 1/50）做预试，以策安全。试用后如未出现药效，也无任何不良反应，可将药物剂量递增。每次增幅由 100%递减至 30%左右，直至出现明显药效或产生明显不良反应。具体方案见表 1-9。

表 1-9 剂量递增表

实验次数	1	2	3	4	5	6	7	8	9	10	11	12
剂量倍数	1	2	3.3	5	7	9	12	16	21	28	38	50

3. 不同种属动物间的剂量换算 对于文献中有在其他种属动物使用剂量的药物，可通过剂量换算过渡到实验需用动物上来。以往常用的标准动物的等效剂量折算系数法，简便适用，但不宜用于体重不标准的动物（表 1-10）。

表 1-10 不同种属标准体重动物整体（只）剂量折算倍数 *K*

动物种属	小鼠	大鼠	豚鼠	兔	猫	猴	犬	人
小鼠（20g）	1	7.0	12.25	27.8	29.7	64.0	124	388
大鼠（200g）	0.14	1	1.74	3.9	4.2	9.2	17.8	56.0
豚鼠（400g）	0.08	0.57	1	2.25	2.4	5.2	9.2	31.5
兔（1.5kg）	0.04	0.25	0.44	1	1.08	2.4	4.5	14.2
猫（2.0kg）	0.03	0.23	0.41	0.92	1	2.2	4.1	13.0
猴（4.0kg）	0.016	0.11	0.19	0.42	0.45	1	1.9	6.1
犬（12kg）	0.008	0.06	0.10	0.22	0.23	0.52	1	3.1
人（70kg）	0.0025	0.018	0.031	0.07	0.078	0.16	0.32	1

注：动物整体剂量，$D_B=D_A\times(K_B/K_A)$。

现介绍一种对任何体重动物都适用的“等效剂量直接折算法”：表 1-11 列出了不同动物的体重（kg）剂量折算的有关系数和标准体重整体剂量折算倍数，供计算时使用。

表 1-11 不同种属动物单位体重（kg）剂量折算系数

动物种属	小鼠	大鼠	豚鼠	兔	猫	猴	犬	人
剂量折算系数（K）	1	0.71	0.62	0.37	0.30	0.32	0.21	0.11
动物体型系数（R）	0.059	0.09	0.099	0.093	0.082	0.111	0.104	0.1
标准体重（kg）	0.02	0.2	0.4	1.5	2	4	12	70

注：标准体重动物，$D_B=D_A\times(K_B/K_A)$；非标准体重动物，$D_B=D_A\times(R_B/R_A)\times(W_A/W_B)^{1/3}$。

（四）实验设计的方法与步骤

进行药理学实验设计应包括以下步骤。

1. 查阅文献，确定选题和提出立题依据 选题时一定要注意所选课题应具有科学性、创新性和可行性，特别应注意创新性和可行性的辩证统一。

（1）科学性：是指选题应建立在前人的科学理论和实验研究基础之上，应符合科学规律，而不是毫无根据的胡思乱想。

（2）创造性：是指选题具有自己的独到之处，或提出新规律、新见解、新技术、新方法，或是对旧有的规律、技术、方法有所修改、补充。

（3）可行性：是指选题切合研究者的学术水平、技术水平和实验室条件，使实验能够顺利得以实施。

2. 明确实验目的，设计实验方法和实验步骤 一般根据实验目的和要求确定实验方法，实验设计方法包括完全随机化设计、随机区组设计、析因实验设计、正交实验设计等，其中应用极为广泛的设计方法主要是前两种。当处理因素只有一个（可为多个水平）时，可用完全随机设计。当受试对象按一定条件配成对或区组时，可用配对设计或区组设计。

完全随机化设计中只有一个处理因素，但有几个研究水平，每个受试对象随机分配到各个实验组。这种设计方法是其他设计方法的基础，体现了实验设计的随机化原则。随机区组设计是配对设计的扩大，它将多个条件相近的受试对象配成一组，称为一个区组。例如，某实验中有 5 个对比组，将 5 个条件相近的受试对象用随机方法分配到各组中，则此 5 个受试对象称为一个区组，该实验共有 5 个区组。随机区组设计使组间均衡可比性增强，减少了个体差异对实验结果的影响，并且提高了实验效率，可减少样本量。

实验设计内容应包括以下几项：①选择实验对象；②确定样本例数及分组方法；③确定给药途径、给药剂量和观察时间；④确定观察指标及测定方法；⑤拟定数据统计分析方法。

3. 进行预实验 预实验的目的在于检查各项准备工作是否完备，实验方法和步骤是否切实可行，测试指标是否稳定可靠。根据预试结果调整或修改设计方案，并确定正式进行实验的条件。对于探索性实验，在完成实验设计之后可从学生的实验设计中选择部分进行正式实验，收集、整理实验资料并进行统计分析，最后总结和完成论文，进行论文答辩。

（闵 清）

第二章　药理学实验动物操作基本技术

一、实验动物及其选择

药理学实验常用的动物有蛙、蟾蜍、小白鼠、大白鼠、豚鼠、家兔、猫和犬等。首先根据实验目的和要求选用不同的实验动物，其次再考虑是否容易获得、是否经济、是否容易饲养和管理等情况。由于不同的动物具有不同的特点，故所选用的动物应能较好地反映试验药物的选择性作用，并符合节约的原则。例如，测定 LD_{50}（半数致死量）和 ED_{50}（半数有效量）需较多动物，常选用小白鼠。又如，抗过敏实验多选用豚鼠，因为豚鼠对组胺特别敏感。通常在体心脏实验选用蛙、大白鼠、豚鼠、猫、犬；离体心脏实验常选用蛙、大白鼠、豚鼠、家兔；离体血管实验常选用蛙的后肢血管、大白鼠和家兔的主动脉等。在实验动物选择上必须注意几点内容，即实验动物的种类（species）、品种（breed）或品系（strain）、质量和实验动物的健康状态。事实上，每一项科学实验都有其最适宜的实验动物，在不适当的动物身上进行药理学实验，常可导致实验结果的不可靠，甚至使整个实验徒劳无功。

（一）实验动物的选择原则

1. 尽量选用与人体机能、结构、代谢及疾病特征相类似的实验动物。

2. 选用解剖、生理特点符合实验目的要求的实验动物。

3. 根据人与实验动物对同一刺激的反应差异，选用具有明显反应的动物。

4. 根据生物医学研究必须达到的精确度，选用结构功能简单又能反映研究指标的动物。

5. 选用患有人类类似疾病的近交系或突变系动物。

6. 选用与实验设计、技术条件、实验方法等相适应的标准化动物。

7. 在不影响实验目的与结果的前提下，选用最易获得、最经济、便于操作管理的动物。

8. 供实验用的动物应具备质量合格证。

（二）常用实验动物的特点

1. 蛙和蟾蜍　离体心脏能较持久、有节律性地搏动，常用于观察药物对心脏的作用；坐骨神经和腓肠肌标本可用来观察药物对周围神经、神经肌肉接头部或横纹肌的作用；蛙的腹直肌对乙酰胆碱具有极高的敏感性，可用于研究拟胆碱能或抗胆碱药物的作用。

2. 小白鼠　是实验室最常用的一种动物，易于大量繁殖且价廉，适用于需要大量动物的实验，如药物筛选、半数致死量测定、药物效价比较、抗感染及抗肿瘤药物。此外，由于小鼠性周期短，妊娠期 20 天左右，特别有产后发情便于繁殖的特点，适于做雌激素和避孕药的研究等。

3. 大白鼠　与小白鼠相似。一些在小白鼠身上不便进行的实验可选用大白鼠，如药物抗炎作用的实验常选用大白鼠踝关节制备关节炎的模型。大鼠无胆囊，不能用来做胆囊功能的研究，但可做胆管插管收集胆汁，进行消化功能的研究，或用大白鼠观察药物的亚急性或慢性毒性。此外，也可用大白鼠直接记录血压，大白鼠的血压和人相近，且稳定，现常用于抗高血压药物实验。但在新药开发研究中，研究抗高血压药物最好选用自发性高血压大鼠（SHR）。

4. 豚鼠 是实验室常用动物之一。对组胺比较敏感，容易致敏，常用于平喘药和抗组胺药的实验；对结核杆菌也敏感，故也用于抗结核药的研究；豚鼠的耳蜗对声波变化十分敏感，适合于做听力方面的研究；对维生素C缺乏很敏感，可出现坏血症，适合于维生素C的研究。此外还用于离体心脏及平滑肌实验，其乳头肌和心房常用于电生理特性及心肌细胞动作电位实验，还可用于研究抗心律失常药物及强心苷类药物的机制。

5. 家兔 温顺、易饲养，常用于观察药物对循环、呼吸的影响及有机磷农药中毒和解救实验；对体温变化十分敏感，适合于发热、解热和检查致热源等实验研究；易诱发动脉粥样硬化病变，适于抗动脉粥样硬化药物研究，也用于研究药物对中枢神经系统的作用及避孕药实验。

6. 猫 与家兔比较，猫价格较贵，但对外科手术的耐受性较强，血压较稳定，故常用于血压实验。此外，猫也常用于心血管药物及中枢神经系统药物的研究。

7. 犬 药理学实验需较大动物时常用犬，如用于观察药物对心脏泵功能和血流动力学的影响，心肌细胞、浦肯野纤维电生理研究，降压药及抗休克药的研究等。通过训练，犬还可以用于慢性实验研究，如条件反射、高血压的实验治疗、胃肠蠕动和分泌实验、慢性毒性实验和中枢神经系统的实验等。目前，在新药开发研究中，部分实验（如Ⅱ类以上新药的长期毒性实验）要求使用Beagle犬。

（三）实验动物选择的注意事项

由于动物对外界刺激的反应存在个体差异，在选择实验动物时，还应注意动物的年龄、体重、性别、生理状态、健康状况及其品系、等级等因素对实验的影响。

二、实验动物的性别鉴别与编号

（一）实验动物的性别鉴别

药理学实验常用的动物中，较大的动物（如家兔、猫、犬等）可以从生殖器分辨其性别。而较小的动物（如小白鼠、大白鼠、豚鼠等）的性别鉴别，通常以肛门与生殖孔之间的距离来判断，距离近者为雌性，距离远者为雄性。

（二）实验动物的编号

药理学实验中常用多只实验动物同时进行实验，为避免混乱应将动物进行编号。实验动物编号的目的在于将观察范围内的同种动物进行区别，以便于观察。编号的方法有多种，良好的方法应满足标号清晰、耐久、简便和适用的要求。常用的方法有染色法、耳缘剪孔法、烙印法和号牌法等，可根据实验目的、动物种类和具备的条件选用。猫、犬、兔等较大的动物可用特别的号码牌固定于身上。小白鼠、大白鼠及白色家兔等用黄色苦味酸涂于动物不同部位进行染色标记而编号。

1. 染色法 这种方法在实验室最常用，也很方便。使用的染料一般有3%～5%苦味酸（黄色），2%硝酸银（咖啡色）和0.2%中性品红（红色），学生实验也可直接用墨水。编号时用毛笔或棉签蘸取上述染液，在动物体的不同部位涂上斑点，以示不同号码。编号的原则是先右后左，从上到下。一般把右前肢皮肤外侧涂色标记为1号，腹部右外侧皮肤涂色标记为2号，右后肢皮肤外侧涂色标记为3号，头部皮肤涂色标记为4号，背部正中皮肤

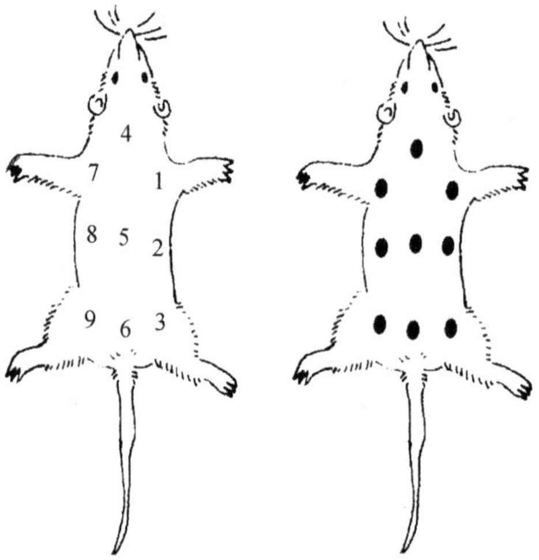

图 2-1 小鼠背部编号

标记为 5 号，尾巴根部标记为 6 号，7、8、9 号在左侧，位置同 1、2、3 号，第 10 号不涂色。若动物编号超过 10 或更大数字，可使用上述两种不同颜色的染液，即把一种染液作为个倍数，另一种染液作为十倍数交互使用（图 2-1）。

2. 烙印法 用刺数钳（又称耳号钳）在动物耳上刺上号码，然后用棉签蘸取溶在乙醇中的黑墨，在刺号上加以涂抹，烙印前最好用 75% 乙醇对烙印部位预先消毒。

3. 号牌法 将号码烙压在圆形或方形金属牌上（最好用铝或不锈钢的，其可长期使用不生锈），或将号码按实验分组编号烙在栓动物颈部的皮带上，然后将此颈圈固定在动物颈部。该法适用于犬等大型动物。也可将号牌固定于实验动物的耳上。

4. 打孔或剪缺口法 可用打孔机在鼠或兔耳一定位置打一小孔来表示一定的号码。如用剪子剪缺口，应在剪后用滑石粉捻一下，以免愈合后看不出来。该法可以编 1～9999 号，常在饲养大量动物时作为终身号采用。

三、实验动物的捉拿与给药

正确的捉拿和固定实验动物，是为了不损伤动物的健康，不影响观察指标，并防止被动物咬伤，以保证实验的顺利进行。捉拿和固定动物的方法依实验内容和动物类型而定，工作人员必须掌握合理的抓取固定方法。抓取动物前，必须对各种动物的一般习性有所了解。操作时要小心仔细、大胆敏捷、熟练准确，同时不能粗暴，不能恐吓动物，要爱惜动物，使动物少受痛苦。

在动物实验中，为了观察药物对机体功能、代谢及形态的影响，常需将药物注入动物体内。给药的途径和方法是多种多样的，可根据实验目的、实验动物种类和药物剂型等情况而定。

1. 蛙和蟾蜍

（1）捉拿法：通常以左手握持蛙或蟾蜍，示指和中指夹住左前肢，拇指压住右前肢；右手将双下肢拉直，左手环指及小指将其压住而固定。抓取蟾蜍时不要挤压两侧耳部突起的毒腺，以免蟾蜍将毒液射到操作者眼睛里（图 2-2）。

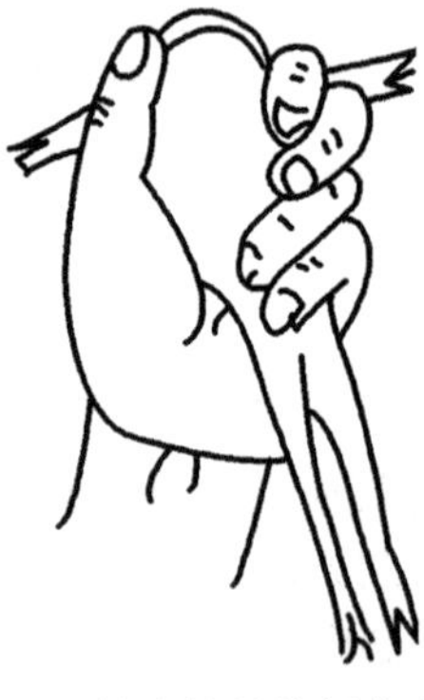

图 2-2 蛙和蟾蜍的捉拿方法

（2）给药法：蛙和蟾蜍皮下有数个淋巴囊（图 2-3），注射药物易吸收，常选用腹淋巴囊作为给药途径。一手抓住蛙固定四肢，将其腹部朝上，另一手持注射器，将针头从蛙大腿上端刺入，经肌层、腹壁皮下进入淋巴囊内，注射药物。此法可避免药液外漏。注射量 0.25～1.0ml/只。毁脑和毁脊髓则用左手示指和中指夹持蛙或蟾蜍的头部，拇指和环指、小指握持双下肢，右手持刺针进行操作。

2. 小白鼠

（1）捉拿法：小鼠温驯，一般不会咬人，捉拿时右手提起鼠尾，放在粗糙物（如鼠笼）上面，轻向后拉其尾，此时小鼠前肢抓住粗糙面；用左手拇指和示指捏住双耳及头部皮肤，环指、小指和掌心夹其背部皮肤及尾部，便可将小鼠完全固定，腾出右手，可以给药［图 2-4（A）］。此外，也可单手捉拿，难度较大，但速度快。先用拇指和示指抓住小鼠尾巴，用小指、环指和手掌压住尾根部，再用腾出的拇指、示指及中指捏住鼠双耳及头部皮肤而固定［图 2-4（B、C）］。

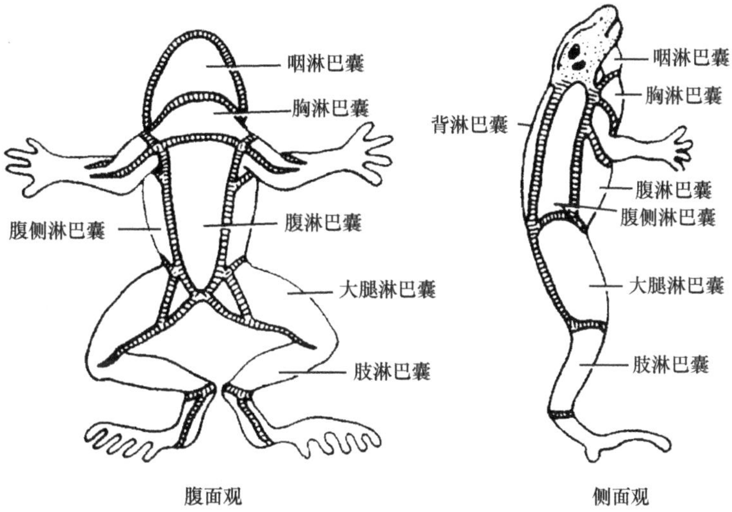

图 2-3　蛙和蟾蜍淋巴囊

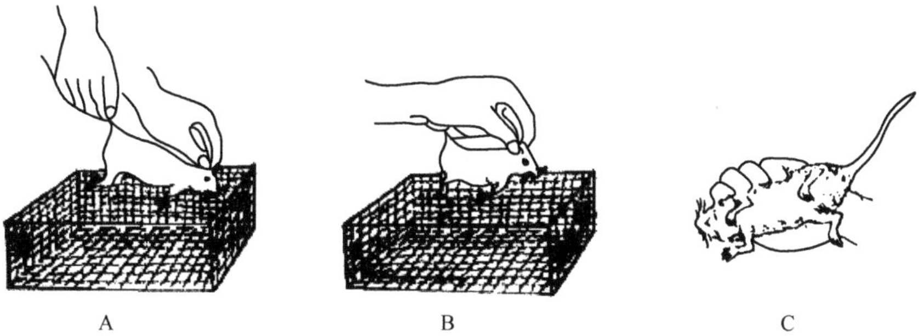

图 2-4　小白鼠的捉拿法

（2）给药法

1）灌胃（ig）：左手固定小鼠，使腹部朝上，颈部拉直，右手用带灌胃针头（图 2-5）的注射器吸取药液（或事先将药液吸好），将针头从口角插入口腔，再从舌背紧贴上腭壁进入食道（图 2-6）。若遇阻力，将灌胃针头抽回重插，切不可用力过猛，防止损伤食道或误入气管导致动物死亡。灌胃量一般为 0.1～0.2ml/10g。

2）腹腔注射（ip）：抓鼠方法同上，以左手抓住动物，右手持注射器（5～6 号针头），于一侧左下腹部以 45°角刺入腹腔，然后回抽，若回抽有气泡或血液，均需拔出针头，再注射（图 2-7）。针头刺入部位不宜太高太深，以免刺破内脏，或者使动物处于头低位，使内脏移向上腹。注射量一般为 0.1～0.2ml/10g。

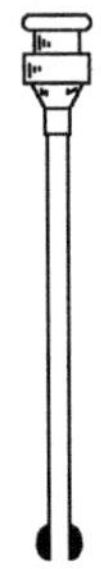

图 2-5 灌胃针头

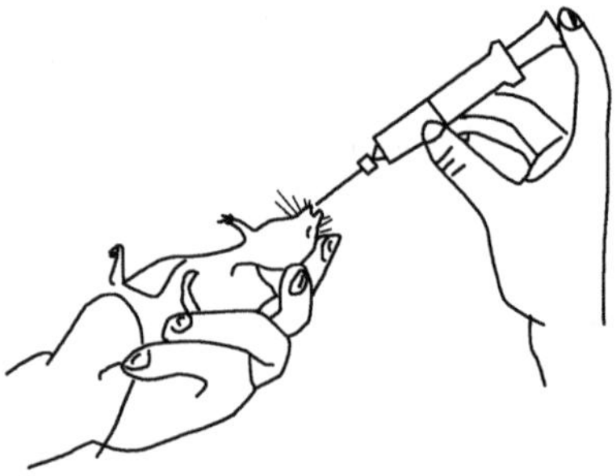

图 2-6 小白鼠灌胃方法

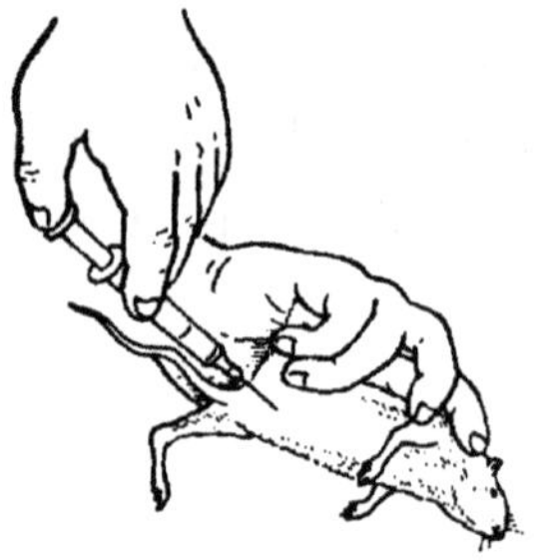

图 2-7 小白鼠腹腔注射法

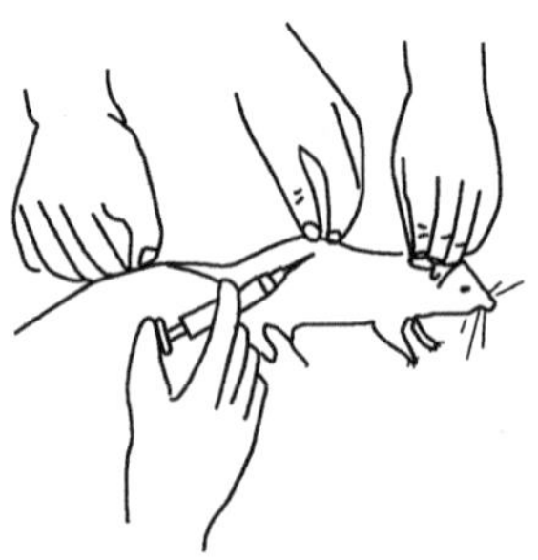

图 2-8 小白鼠皮下注射方法

3）皮下注射（ih）：一般两人合作。一人左手抓住小鼠头部皮肤，右手拉住鼠尾；另一人左手提高背部皮肤，右手持住注射器（针头号同腹腔注射），将针头刺入提起的皮下（图 2-8）。若一人操作，左手小指和手掌夹住鼠尾，拇指和示指提起背部皮肤，右手持注射器给药。一般用量为 0.1～0.2ml/10g。

4）肌内注射（im）：两人合作时，一人抓鼠方法同上，另一人左手拉直一侧后肢，右手持注射器，注射部位多选后腿上部外侧（针头号同腹腔注射）。如一人操作，抓鼠方法类似腹腔注射，只是药液注射在肌肉内。每腿的注射量不宜超过 0.1～0.2ml。

5）静脉注射（iv）：一般采用尾静脉注射。鼠尾静脉有三根，左右两侧及背侧各一根。操作时先将小鼠置于特制的固定筒内或扣在烧杯中，使鼠尾外露，并用乙醇或二甲苯棉球涂擦，或置入 40～50℃温水中浸泡片刻，使尾部血管扩张。以左手拇指和示指捏住鼠尾两侧，使静脉充盈，用中指从下面托住鼠尾，以环指和小指夹住鼠尾的末梢；右手持注射器（4～5 号针头），使针头与静脉平行（小于 30°），将针头刺入血管，缓慢给药。如推注有阻力而且局部变白，说明针头不在血管内，应重新插入。穿刺时宜从近尾尖部 1/3 处静脉开始，以便重复向上移位注射（图 2-9）。一般用药量为 0.1～0.2ml/10g，不宜超过 0.5ml/10g。

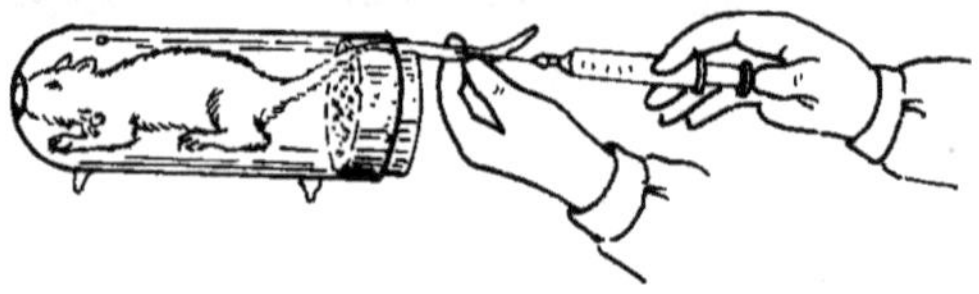

图 2-9 小白鼠鼠尾静脉注射方法

3. 大白鼠

（1）捉拿法：大鼠门齿较长，容易激怒咬人，捉拿时左手应戴防护手套或用厚布盖住大鼠，先用右手抓住尾巴，放在粗糙面上；左手拇指和示指捏住颈及前颈部，其余手指与手掌握住背部和腹部（图 2-10）。不要用力过大，切忌捏其颈部，以免窒息致死；也不宜过松，否则大鼠容易挣脱咬伤操作者。

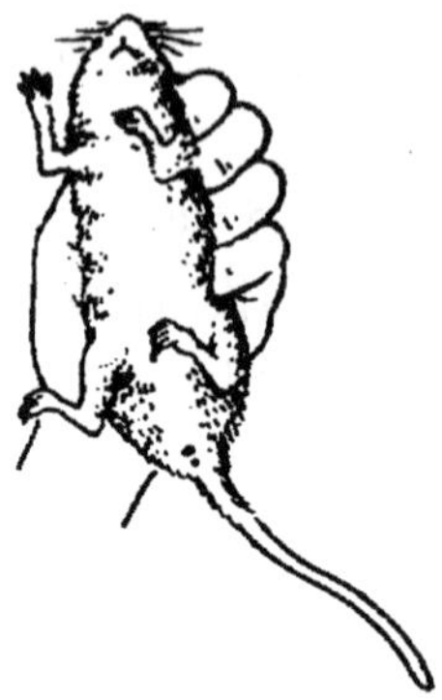

图 2-10 大白鼠捉拿方法

（2）给药法：类似于小白鼠，只是工具和用药量大点，静脉给药除尾静脉注射外还可在麻醉下行舌下静脉给药。

4. 豚鼠

（1）捉拿法：性情温和不咬人，可直接用左手从背部握持前部躯干，体重小者用一只手捉拿，体重大者宜用双手，右手托住臀部（图 2-11）。

（2）给药法：皮下、肌内及腹腔注射方法与小白鼠类似，只是用药量稍大。灌胃方法与兔类似。静脉注射方法与兔相似，可选后脚掌外侧静脉、外颈部静脉或做股静脉切开注射。做后脚掌外侧静脉注射时，一人捉拿豚鼠并固定一条后腿，另一人剪去注射部位的毛，用酒精棉球涂擦后脚掌外侧的皮肤，使血管显露。再将连在注射器上的小儿头皮静脉输液针头刺入血管。做外颈静脉注射时需先剪去一点皮肤，使血管暴露，然后将针头刺入。豚鼠的静脉管壁比较脆弱，操作时需特别小心。

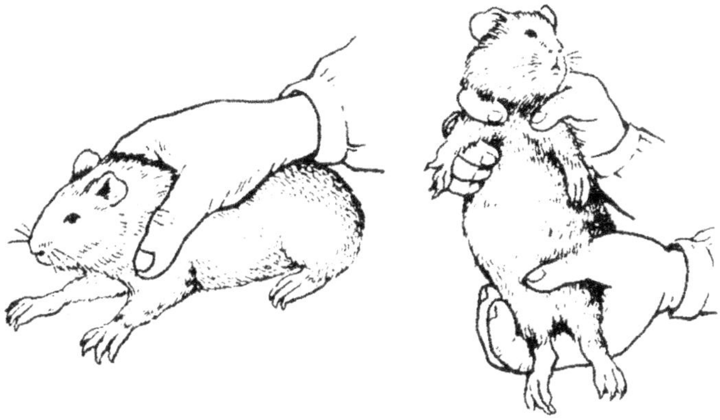

图 2-11　豚鼠的捉拿方法

5. 家兔

（1）捉拿法：实验家兔多数饲养在笼内，较为驯服，不会咬人，抓取较为方便，但其脚爪较尖，应避免在挣扎时抓伤皮肤。一般用左手抓住颈背部皮肤（抓的面积越大，其吃重点越分散），将兔提起，右手托住臀部称坐位姿态。不要采用抓两耳或抓提腹部，以防兔挣扎（图 2-12）。

（2）给药法

1）耳缘静脉注射：一人操作时，将兔放入固定箱或试验台上，选好耳缘静脉（在耳背的下缘），拔除局部的毛，用酒精棉球涂擦，并用示指轻弹耳壳，使血管扩张。用左手的示指和中指夹住耳根部，拇指和环指夹住耳尖部拉直；右手将抽好药液的注射器（6～7 号针头）针头刺入血管，用拇指和示指使针头和兔耳固定，将药液推入。如针头在血管内，推注轻松，并可见血液被药液冲走；如不在血管内，则推注有阻力，耳局部变白或肿胀，应立即拔除重新穿刺。注射完毕，则用手指或棉球压在针眼上，再拔出针头，并继续按压片刻，防止出血（图 2-13）。如两人操作，一人夹住兔子，右手暴露血管，压住耳根部使血管充盈，另一人注射给药。注射量一般为 10ml/kg。

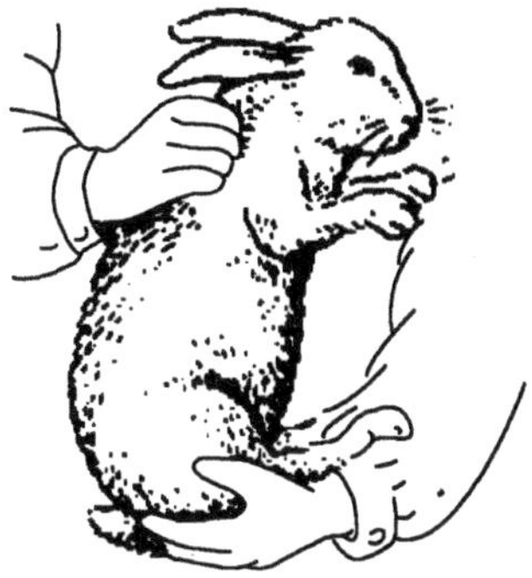

图 2-12　家兔的捉拿方法

2）灌胃法：两人合作，一人坐下，两腿夹住兔身，左手固定兔耳，右手抓住前肢；另一人将开口器从嘴角插入兔口，压在舌上，并向后翻转几下，使兔舌伸直。取 8 号导尿管由开口器中部的小孔插入食道约 15cm。如插入气管，兔子则剧烈挣扎、呼吸困难。也可将导尿管外端浸入水中，不见气泡则表示插在胃中。插好后，把注射器接在导尿管上，将药液推入。再注入少量空气，使导尿管中所有药液进入胃内（图 2-14）。灌完药液后，先慢慢抽出导尿管，再取出开口器。一般用药量为 10ml/kg。

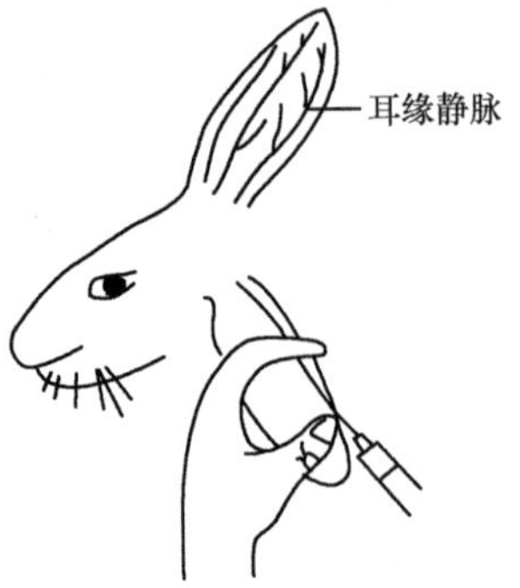

图 2-13　家兔耳缘静脉注射法

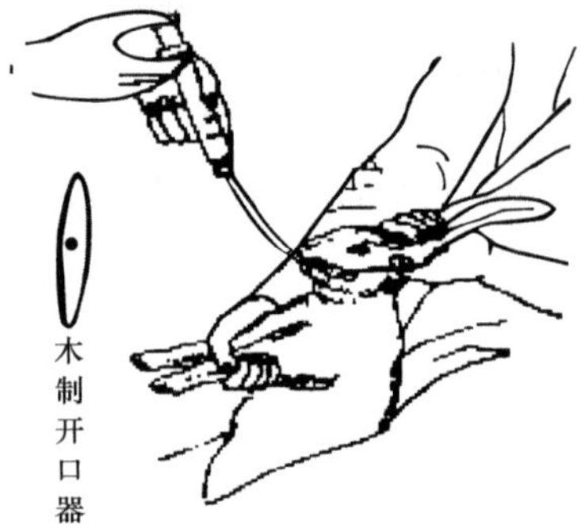

图 2-14　家兔灌胃方法

3）腹腔、肌内、皮下注射：基本同小白鼠，唯针头可稍大（6～7 号），给药量可稍多，一般腹腔为 1.0～5.0ml/kg，肌内、皮下为 0.5～1.0ml/kg。

4）眼结合膜内给药：将兔固定在兔箱内或夹在腋下，左手拇指和示指拉开兔下眼睑成杯状，中指压住眼内眦，以防药液由鼻泪管流入鼻腔内而被吸收。滴入药液 1～2 滴，将下眼睑向上合拢，使眼球充分接触药液。约 1min 后将手放开，让药液自然流出（图 2-15）。

6. 猫

（1）捉拿法：猫较为温顺，可用一只手捉住猫的颈部皮肤，另一只手托起四肢部抱起（图 2-16）。对凶暴的猫，将手慢慢伸入笼内，轻抚猫的背、头、颈部。一只手抓住猫的颈部，取出笼外，另一只手捉住从背到腰部的皮肤。当猫不许手接触它的皮肤时，可戴皮手套或用网捉拿。

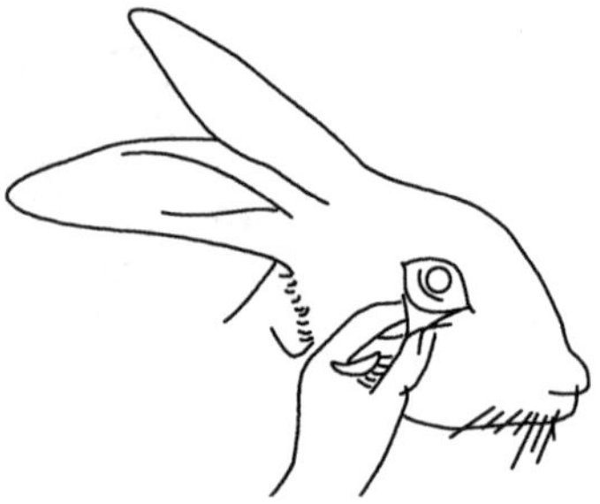

图 2-15　眼结合膜内给药法

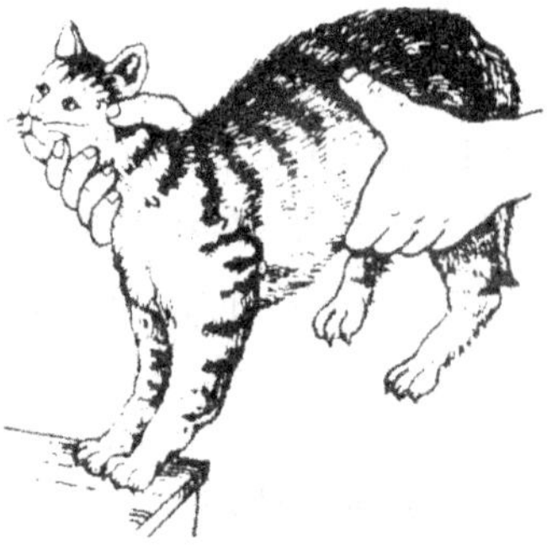

图 2-16　猫的捉拿方法

（2）给药法：将猫隔布抓紧，如做腹腔注射，可隔布穿刺，方法同兔。如做灌胃及肌内注射，应从布袋口露出相应部位，然后进行穿刺，方法同兔。

7. 犬

（1）捉拿法：用一捕犬叉夹住犬颈，另一人用一粗棉带绑住嘴巴，使其不能咬人。如为驯顺犬，可突然捉住两耳，将前足提高，然后绑嘴巴。绑嘴的方法是将扁带绕上下颌一周，在上颌上打一结，然后转向下颌，再打一结，最后将带牵引至头后颈背上打第三结，在此结上须再打一活结以固定之。

（2）给药法

1）腹腔注射：犬被夹住后，用力将犬的颈、头压在地上，提起侧后肢，将药注入腹腔。

2）静脉注射：可从后肢外侧小隐静脉或前肢皮下头静脉注射。

常用实验动物最大给药量与使用针头规格见表 2-1。

表 2-1　常用实验动物最大给药量与使用针头规格

动物种类	项目	灌胃	皮下注射	肌内注射	腹腔注射	静脉注射
小鼠	最大给药量（ml）	1	0.4	0.4	1	0.8
	针头规格（号）	9（钝头）	5.5	5.5	5.5	4
大鼠	最大给药量（ml）	1	1	0.4	2	4
	针头规格（号）	9（钝头）	5.5	5.5	5.5	4
豚鼠	最大给药量（ml）	3	1	0.5	4	5
	针头规格（号）	9（钝头）	5.5	5.5	5.5	4
家兔	最大给药量（ml）	20	2	2	5	10
	针头规格（号）	10 号导尿管	5.5	5.5	5.5	4
猫	最大给药量（ml）	20	10	2	5	10
	针头规格（号）	10 号导尿管	5.5	5.5	5.5	4

四、实验动物的麻醉

（一）麻醉药的选择

进行在体动物实验宜用清醒状态的动物，这样将更接近生理状态。但在一些急、慢性实验中，施行手术前或实验时为了消除疼痛或避免动物挣扎而影响实验结果，必须对动物进行麻醉，以利于实验顺利进行。麻醉药的种类较多，作用原理也各有不同，它们除能抑制中枢神经系统外，还可引起其他生理功能的变化。理想的麻醉药应具备下列 3 个条件：①麻醉完善，实验过程中动物无挣扎或鸣叫现象，麻醉时间大致满足实验要求；②对动物的毒性及所观察的指标影响最小；③使用方便。麻醉药需根据动物的种类和不同实验手术的要求选择，麻醉必须适度，过浅或过深都会影响手术或实验的进程和结果。

（二）常用麻醉形式

1. 局部麻醉　常用 5～10g/L 普鲁卡因（procaine），动物实验中多采用局部皮下浸润麻醉。剂量按所需麻醉面积的大小而定，一般不超过 50mg/kg。

2. 全身麻醉

（1）吸入麻醉：乙醚（ether）为吸入性麻醉药，可用于各种动物，尤其是时间短的手术或实验。将乙醚滴在棉球上放入玻璃罩内，利用其挥发的性质，经呼吸道进入肺泡，对动物进行麻醉。吸入后 15～20min 开始发挥作用。优点：麻醉深度易于掌握，比较安全，术后动物苏醒较快。缺点：需要专人管理，在麻醉初期常出现强烈兴奋现象，对呼吸道有较强的刺激作用，使黏液分泌增加，易阻塞呼吸道而发生窒息。对于经验不足的操作者，用乙醚麻醉动物时，容易因麻醉过深而致动物死亡。另外乙醚易燃、易爆，对人也有作用，使用时应注意避火、通风。

（2）注射麻醉

1）巴比妥类：各种巴比妥类药物的吸收和代谢速度不同，其作用时间也长短不一。戊巴比妥钠（pentobarbital sodium）在实验中最为常用。该品为白色粉末，常配成 1%～3% 水溶液由静脉或腹腔给药。一次给药麻醉的有效作用时间为 3～5h，属中效巴比妥类。静脉注射时，前 1/3 剂量可快速注射，以快速度过兴奋期；后 2/3 剂量则应缓慢注射，并密切观察动物的肌肉紧张状态、呼吸频率和深度及角膜反射。动物麻醉后，常因麻醉药作用、肌肉松弛和皮肤血管扩张，致使体温缓慢下降，所以应设法保温。硫喷妥钠（thiopental sodium）为浅黄色粉末，其水溶液不稳定，故需在使用之前临时配制成 2.5%～5%溶液经静脉注射。一次给药可维持 0.5～1h。实验时间较长时可重复给药，维持量为原剂量的 1/10～1/5。适用于较短时程的实验，属短效或超短效类。巴比妥类对呼吸中枢有较强的抑制作用，麻醉过深时，呼吸活动可完全停止。故应注意防止给药过多、过快。对心血管系统也有复杂的影响，故这类药物不用于研究心血管功能的实验动物麻醉。

2）乌拉坦（urethane）：又名氨基甲酸乙酯，作用性质温和，易溶于水，对动物麻醉作用强大而迅速，安全范围大，多数动物实验都可使用，更适用于小动物麻醉。可导致较持久的浅麻醉，对呼吸无明显影响。优点是价廉，使用简便，一次给药可维持 4～5h，且麻醉过程较平稳，动物无明显挣扎现象；缺点是苏醒慢，麻醉深度和使用剂量较难掌握。乌拉坦对兔的麻醉作用较强，是家兔急性实验常用的麻醉药，对猫和犬则奏效较慢，在大鼠和兔能诱发肿瘤，不宜用于长期存活的慢性实验动物的麻醉，本药易溶于水，使用时配成 10%～25%溶液。若注射剂量过大，则可致动物血压下降，且对呼吸影响也很大。用此药麻醉时动物保温尤为重要。

3）氯醛糖（chloralose）：本药溶解度较小，常配成 1%水溶液。使用前需先在水浴锅中加热，使其溶解，但加热温度不宜过高，以免降低药效。本药安全范围大，能导致持久的浅麻醉，对自主神经中枢无明显抑制作用，对痛觉的影响也小，故特别适用于要求保留生理反射（如心血管反射）或神经系统反应的实验。

实验中常将氯醛糖与乌拉坦混合使用。以加温法将氯醛糖溶于 25%的乌拉坦溶液内，使氯醛糖浓度为5%。犬和猫静脉注射剂量为1.5～2ml/kg 混合液，其中氯醛糖剂量为75～100 mg/kg。兔也可用此剂量做静脉注射。与乙醚比较，巴比妥类、氯醛糖和乌拉坦等非挥发性麻醉药的优点是使用简便，一次给药（硫喷妥钠除外）可维持较长时间的麻醉状态，手术和实验过程中不需要专人管理麻醉，而且麻醉过程比较平稳，动物无明显挣扎现象。缺点是苏醒较慢。

（三）各种动物的麻醉方法

各种动物的麻醉药物剂量及给药途径见表 2-2。

1. 小白鼠 根据需要选用吸入麻醉或注射麻醉。注射麻醉时多采用腹腔注射法。

2. 大白鼠 多采用腹腔麻醉，也可用吸入麻醉。

3. 豚鼠 可进行腹腔麻醉，也可将药液注入背部皮下。

4. 猫 多用腹腔麻醉，也可用前肢或后肢皮下静脉注射法。

5. 家兔 多采用耳缘静脉麻醉。注射麻醉药时应先快后慢，并密切注意家兔的呼吸及角膜反射等变化。

6. 犬 多用前肢或后肢皮下静脉注射。

表 2-2 常用注射麻醉药物的剂量与给药途径

麻醉药物	动物	给药途径	溶液浓度	给药剂量	维持时间	备注
戊巴比妥钠	犬、猫、兔	iv、ip	3%	30mg/kg	3～5h	无
		ih	3%	50mg/kg	3～5h	
	豚鼠、大鼠、小鼠	ip	2%	45mg/kg	3～5h	无
硫喷妥钠	犬、猫、兔	iv	5%	20～25mg/kg	15～30min	呼吸抑制较严重，故 iv 必须缓慢
		ip	5%	25～50mg/kg	15～30min	
	大鼠	iv、ip	2%	50～100mg/kg	15～30min	

续表

麻醉药物	动物	给药途径	溶液浓度	给药剂量	维持时间	备注
乌拉坦	犬、猫、兔	iv	20%	600～1000mg/kg	2～4h	毒性较小
		ip	20%	1000～1500mg/kg	2～4h	安全
	豚鼠、大鼠、小鼠	ip	10%	1000～1500mg/kg	2～4h	
	蛙	淋巴囊	10%	2000mg/kg	2～4h	无
氯醛糖	犬、猫、兔	iv	2%	80mg/kg	5～6h	安全，肌松不全
	豚鼠、大鼠、小鼠	iv、ip	2%	80mg/kg	5～6h	但价贵，难溶
氯醛糖+乌拉坦	犬、猫、兔	iv	1%+3%～4%	氯醛糖 60mg/kg+乌拉坦 800mg/kg	5h	加温 60～70℃溶解
	豚鼠	ip	1%+5%	氯醛糖 20mg/kg+乌拉坦 1000mg/kg	5h	

麻醉动物注意事项：不同动物个体对麻醉药的耐受性是不同的。因此在麻醉过程中，除参照上述一般药物用量标准外，还必须密切注意动物的状态，以决定麻醉药的用量。麻醉的深浅可根据呼吸的深度和快慢、角膜反射的灵敏度、有无四肢和腹壁肌肉的紧张性及皮肤夹捏反应等进行判断。当呼吸突然变深变慢、角膜反射的灵敏度明显下降或消失、四肢和腹壁肌肉松弛、皮肤夹捏无明显疼痛反应时，应立即停止给药。静脉注药时应坚持先快后慢的原则，避免动物因麻醉过深而死亡。麻醉过深时，最易观察到的是呼吸减慢甚至停止，但仍有心搏。此时应立即进行人工呼吸。可用手有节奏地压迫和放松胸廓，或推压腹腔脏器使膈上下移动，以保证肺通气，与此同时迅速做气管切开，并插入气管套管，连接人工呼吸机以代替徒手人工呼吸，直至主动呼吸恢复。还可给予苏醒剂以促进恢复，常用的苏醒剂有咖啡因（1mg/kg）、尼可刹米（2～5mg/kg）和洛贝林（0.3～1mg/kg）等。心搏停止时应进行心脏按摩，注射温热生理盐水和肾上腺素。实验过程中如麻醉过浅，可临时补充麻醉药，但一次补充剂量不宜超过总量的 1/5。

五、实验动物的取血方法

实验研究中，经常要采集实验动物的血液标本来进行常规检查和某些生物化学分析。动物的采血，特别是某些慢性实验动物的采血，应兼顾满足检测对血样的需要、操作上的简便和尽可能减少对实验动物机能和结构的损伤等要求，故必须掌握正确的血液采集方法。采血方法的选择主要决定于实验目的及动物的种类。

（一）小白鼠和大白鼠

1. 剪尾取血 将清醒鼠装入深颜色的布袋中，将鼠身裹紧，露出尾巴，用 75%乙醇涂擦或用 45℃温水浸泡使血管扩张，剪去尾尖 0.1～0.3cm 后，尾静脉血即可流出，用手轻轻地从尾根部向尾尖挤捏，可取到一定量的血液。取血后，用棉球压迫止血。也可采用交替切割尾静脉方法取血。用一锋利刀片在尾尖部切破一段尾静脉，静脉血即可流出，小鼠每次可取血 0.1ml，大鼠 0.3～0.5ml，供一般血常规实验。三根尾静脉可替换切割，由尾尖向根部切割。由于鼠血易凝，需要全血时，应事先将抗凝剂置于采血管中，如用血细胞混悬液，则立即与生理盐水混合。

2. 鼠尾刺血 大鼠用血量不多时（仅做白细胞计数或血红蛋白检查）可采用本法。先将鼠尾用温水擦拭，再用 75%乙醇消毒和擦拭，使鼠尾充血，用 7 号或 8 号注射针头，刺入鼠尾静脉，拔出针头即有血液滴出。如果长期反复取血，应先靠近鼠尾末端穿刺，以后再逐渐向近心端穿刺。

3. 眼球后静脉丛取血法 左手持鼠，拇指与中指抓住颈部皮肤，示指按压头部向下，阻滞静脉回流，使眼球后静脉丛充血，眼球外突。右手持 1%肝素溶液浸泡过的自制吸血器，使采血器与鼠面成 45°夹角，从内眦部刺入，沿内下眼眶壁，向眼球后推进 4～5mm，旋转吸血针头，切开静脉丛，血液自动进入吸血针筒，轻轻抽吸血管（防止负压压迫静脉丛使抽血更困难），拔出吸血针，放松手压力，出血可自然停止。也可用特制的玻璃取血管（管长 7～10cm，前端拉成毛细管，内径 0.1～1.5mm，长为 1cm，后端管径为 0.6cm）。必要时可在同一穿刺孔重复取血。此法也适用豚鼠和家兔。

4. 眼眶取血 左手持鼠，拇指与示指捏紧头颈部皮肤，使鼠眼球突出，右手持弯镊或止血钳，钳夹一侧眼球部，将眼球摘出，鼠倒置，头部向下，此时眼眶很快流血，将血滴入预先加有抗凝剂的玻璃管内，直至流血停止。此法由于取血过程中动物未死，心脏不断跳动，一般可取鼠体重 4%～5%的血液量，是一种较好的取血方法，但只适用于一次性取血。

5. 心脏取血 鼠仰卧固定于鼠板上，用剪刀将心前区毛剪去，用碘酒、75%乙醇消毒此处皮肤，在左侧第 3～4 肋用左手示指摸到心搏，右手持连有 4～5 号针头的注射器，选择心搏最强处穿刺，当针头正确刺入心脏时，鼠血由于心脏跳动的力量，自然进入注射器。鼠类因心脏较小，心率较快，心脏采血相对困难。若做开胸一次死亡采血，可先将动物做深麻醉，打开胸腔，暴露心脏，用针头刺入右心室，吸取血液。小鼠 0.5～0.6ml，大鼠 0.8～1.2ml。

6. 断头取血 实验者带上棉手套，用左手抓紧鼠颈部位，右手持剪刀，从鼠颈部剪掉鼠头，迅速将鼠颈端向下，对准备有抗凝剂的试管，收集从颈部流出的血液，小鼠可取血 0.8～1.2ml，大鼠可取血 5～10ml。

7. 颈动静脉、股动静脉取血 麻醉鼠背位固定，一侧颈部或腹股沟部去毛，切开皮肤，分离出静脉或动脉，注射针沿动静脉走向刺入血管。20g 小鼠可抽血 0.6ml，300g 大鼠可抽血 8ml。也可把颈静脉或颈动脉用镊子挑起剪断，用试管取血或注射器抽血，股静脉连续多次取血时，穿刺部位应尽量靠近股静脉远心端。

8. 腹主动脉采血 先将鼠麻醉，仰卧固定在手术架上，从腹正中线打开腹腔，使腹主动脉清楚暴露。用注射器吸出血液，防止溶血。或用无菌镊子剥离结缔组织，夹住动脉近心端，剪断动脉，使血液喷入盛器。

（二）豚鼠

1. 心脏取血 需两人协作进行，助手以两手将豚鼠固定，腹部面向上，术者用左手在胸骨左侧触摸到心脏搏动处，一般在第 4～6 肋，选择心搏最明显部位进针穿刺。针头进入心脏，则血液随心跳而进入注射器内，取血应快速，以防在试管内凝血。如认为针头已刺入心脏，但还未出血时，可将针头慢慢退出一点即可。失败时应拔出重新操作，切忌针头在胸腔内左右摆动，以防损伤心脏和肺脏而致动物死亡。此法取血量大，可反复采血。

2. 背中足静脉取血 助手固定豚鼠，将其右或左后肢膝关节伸直提到术者面前，术者将豚鼠脚背用 75%乙醇消毒，找出背中足静脉，以左手的拇指和示指拉住豚鼠的趾端，右手拿注射针刺入静脉，拔针后立即出血，呈半球状隆起，用纱布或棉花压迫止血。可反复取血，两后肢交替使用。

（三）家兔

1. 心脏取血 将兔仰卧在兔板上，剪去心前区毛，用碘酒、75%乙醇消毒皮肤。用左手触摸胸骨左缘第 3～4 肋间隙，选择心脏跳动最明显处作穿刺点，右手持注射器，将针头插入胸腔，通过针头感到心脏跳动时，再将针头刺进心脏，然后抽出血液。

2. 耳缘静脉取血　选好耳缘静脉，拔去被毛，用二甲苯或 75%乙醇涂擦局部，小血管夹子夹紧耳根部，使血管充血扩张。术者持粗针头从耳尖部的血管逆回流方向入静脉取血，或用刀片切开静脉，血液自动流出，取血后用棉球压迫止血，一般取血量为 2～3ml，压住侧支静脉，血液更容易流出，取血前耳缘部涂擦液体石蜡，可防止血液凝固。

3. 耳中央动脉取血　将兔置入固定箱内，用手揉擦耳部，使中央动脉扩张。左手固定兔耳，右手持注射器，中央动脉末端进针，与动脉平行，向心方向刺入动脉。一次取血量为 15ml，取血后棉球压迫止血。注意兔中央动脉易发生痉挛性收缩。抽血前要使血管充分扩张，在痉挛前尽快抽血，抽血时间不宜过长。中央动脉末端抽血比较容易，耳根部组织较厚，抽血难以成功。

4. 股静脉取血　行股静脉分离手术，注射器平行于血管，从股静脉下端向向心端方向刺入，徐徐抽动针栓即可取血。抽血完毕后，要注意止血。股静脉易止血，用干纱布轻压取血部位即可。若连续多次取血，取血部位应尽量选择离心端。

5. 颈静脉取血　将兔固定于兔箱中，倒置使兔头朝下，在颈部上 1/3 的静脉部位剪去被毛，用碘酒、75%乙醇消毒，剪开一个小口，暴露颈静脉，注射器向向心端刺入血管，即可取血。此处血管较粗，很容易取血，取血量也较多，一次可取血 10ml 以上，用干纱布或棉球压迫取血部位止血。

（四）猫

从前肢皮下头静脉、后肢股静脉、耳缘静脉取血，需大量血液时可从颈静脉取血。

（五）犬

1. 心脏取血　犬心脏取血方法与兔相似。将犬麻醉固定于手术台上，暴露胸部，剪去左侧 3～5 肋间被毛，碘酒、75%乙醇消毒局部，术者触摸心搏最明显处，避开肋骨进针，一般在胸骨左缘外 1cm 第 4 肋间处可触到，用 6～7 号针头注射器取血，要垂直向背部方向进针。当针头接触到心脏时，即有搏动感觉。针头进入心腔即有血液进入注射器。一次可采血 20ml 左右。

2. 小隐静脉和头静脉取血　小隐静脉从后肢外踝后方走向外上侧，头静脉位于前肢脚爪上方背侧正前位。剪去局部被毛，助手握紧腿，使皮下静脉充盈，术者按常规穿刺即可抽出血。

3. 颈静脉取血　犬以侧卧位固定于犬台上，剪去颈部被毛，常规消毒。助手拉直颈部，头尽量仰。术者左手拇指压住颈静脉入胸腔处，使颈静脉曲张。右手持注射器，针头与血管平行，从远心端向向心端刺入血管，颈静脉在皮下易滑动，穿刺时要拉紧皮肤，固定好血管，取血后棉球压迫止血。

4. 股动脉取血　麻醉犬或清醒犬背位固定于犬台上，助手将犬后肢向外拉直，暴露腹股沟，剪去被毛，常规消毒，并用左手示指、中指触摸动脉搏动部位，并固定好血管，右手持注射器，针头与皮肤呈 45°角，由动脉搏动最明显处直接刺入血管，抽取所需血液量，取血后，需较长时间压迫止血。

常用实验动物的最大安全采血量与最小致死采血量见表 2-3。

表 2-3 常用实验动物的最大安全采血量与最小致死采血量

动物种类	最大安全采血量（ml）	最小致死采血量（ml）
小鼠	0.2	0.3
大鼠	1	2
豚鼠	5	10
家兔	10	40
犬	50	300

六、实验动物的处死方法

1. 颈椎脱位法

（1）小白鼠和大白鼠：术者左手持镊子或用拇指、示指固定小鼠头后部，右手捏住鼠尾，用力向后上方牵拉，听到鼠颈部咔嚓声即颈椎脱位，脊髓断裂，鼠瞬间死亡。

（2）豚鼠：术者左手倒持豚鼠，用右手掌尺侧或木棒猛击颈部，使颈椎脱位迅速死亡。

2. 断头、毁脑法 常用于蛙类。可用剪刀剪去头部或用金属探针经枕骨大孔破坏大脑和脊髓致死。大鼠和小鼠也可用断头法处死，术者须戴手套，两手分别抓住鼠头与鼠身，拉紧并显露颈部，由助手持剪刀，从颈部剪断头部。

3. 空气栓塞法 术者用 50～100ml 注射器，向静脉血管内迅速注入空气，气体栓塞心腔和大血管而使动物死亡。猫与家兔致死的空气量为 10～20ml，犬为 70～150ml。

4. 大量放血法 鼠可用摘除眼球法，从眼眶动静脉大量放血而致死。如不立即死亡，可摘除另一眼球。猫可在麻醉状态下切开颈三角区，分离出动脉，钳夹上下两端，插入动脉插管，再松开下方钳子，轻压胸部可放大量血液，动物可立即死亡。对于麻醉犬，可横向切开股三角区，切断股动静脉，血液喷出；同时用自来水冲洗出血部位（防止血液凝固），3～5min 动物死亡。采集病理切片标本宜用此法。

（闵　清）

第三章　药理学实验

实验一　不同因素对药物作用的影响

一、不同给药剂量对药物作用的影响

【实验目的】

掌握不同给药剂量对药物作用的影响；观察巴比妥类药物剂量由小到大出现的不同药理效应。

【实验材料】

1. 动物　昆明种小白鼠，18～22g，雌雄不限。

2. 药品　0.25%、0.15%、0.025%戊巴比妥钠溶液（pentobarbital sodium）。

3. 器材　1ml 注射器，250ml 烧杯，天平（最少精确到 0.1g）。

【实验方法】

取体重接近的小白鼠 3 只，称重并标记（甲、乙、丙号）。观察和记录正常活动情况后，甲、乙和丙号小白鼠分别腹腔注射 0.25%、0.15%、0.025%戊巴比妥钠溶液 0.2ml/10g。给药后立即开始计时，观察并比较各鼠的活动变化，记录翻正反射（righting reflex）消失与恢复时间，以此计算药物作用的潜伏期和持续期。

潜伏期（min）＝给药结束时至翻正反射刚好消失的时间。

持续期（min）＝翻正反射刚刚消失时至翻正反射恢复的时间。

翻正反射消失：是小白鼠产生睡眠作用的客观指标。具体操作过程：用手将小白鼠轻轻侧卧或仰卧超过 1min 以上不能恢复正常姿势即为翻正反射消失。

【实验结果】

将实验结果填入表 3-1。

表 3-1　不同剂量戊巴比妥钠的作用

鼠号	给药剂量	现象	潜伏期（min）	持续期（min）
甲				
乙				
丙				

【思考题】

药物剂量对药物作用有何影响，在临床用药中有何重要意义？

二、不同给药途径对药物作用的影响

【实验目的】

观察不同给药途径对硫酸镁药理作用的影响。

【实验材料】

1. 动物 昆明种小白鼠，18～22g，雌雄不限。

2. 药品 10%硫酸镁（magnesium sulfate），2.5%氯化钙（calcium chloride）。

3. 器材 1ml 注射器，小白鼠灌胃针头，250ml 烧杯，天平（最少精确到 0.1g）。

【实验方法】

取体重接近的小白鼠 2 只，称重后标记（1、2 号）。1 号小白鼠腹腔注射 10%硫酸镁 0.1ml/10g，2 号小白鼠灌胃等剂量硫酸镁。给药后，用烧杯罩住小白鼠，观察、记录、比较并解释两鼠所发生的不同生理变化。待 1 号鼠翻正反射消失后，两只鼠均立即腹腔注射 2.5%氯化钙 0.4ml/10g。继续观察两只小白鼠给药后行为活动等有何变化并记录。

【实验结果】

将实验结果填入表 3-2。

表 3-2 硫酸镁不同给药途径对药物作用的影响

鼠号	给药途径	给药剂量		生理现象		
				呼吸（次/分）	肌肉张力	大便
1			给药前			
			给药后			
			解救后			
2			给药前			
			给药后			
			解救后			

【注意事项】

灌胃前可给少量的水，灌胃方法要正确，一旦刺破食管或胃壁，药物进入胸腹腔，给药途径与药理反应发生改变，甚至导致动物死亡。

【思考题】

1. 灌胃和腹腔注射硫酸镁的效应有哪些不同？

2. 氯化钙为何能解救硫酸镁中毒？

三、不同药物剂型对药物作用的影响

【实验目的】

比较不同剂型乌拉坦对小白鼠作用的差别，认识胶浆剂延缓药物扩散的作用。

【实验材料】

1. 动物 昆明种小白鼠，18～22g，雌雄不限。

2. 药品 8%乌拉坦水溶液（urethane aqueous solution），8%乌拉坦胶浆液（urethane colloidal solution，含 2.5%羧甲基纤维素）。

3. 器材 1ml 注射器（带针头），250ml 烧杯，天平（最少精确到 0.1g）。

【实验方法】

取体重相近、性别相同的小白鼠 2 只，编号并称重。1 号鼠皮下注射 8%乌拉坦水溶液

0.15ml/10g，2 号鼠皮下注射 8%乌拉坦胶浆液 0.15ml/10g，观察小白鼠对所注射药物的反应。记录小白鼠出现步态蹒跚、匍匐不动或卧倒、翻正反射消失等反应的时间。比较小白鼠注射乌拉坦不同制剂后造成中枢抑制的深度、作用出现的快慢与持续时间的长短。

【实验结果】

将实验结果填入表 3-3。

表 3-3　乌拉坦不同剂型对小白鼠中枢抑制作用的影响

鼠号	剂型	步态蹒跚		卧倒		翻正反射	
		出现时间	消失时间	出现时间	消失时间	出现时间	消失时间
1							
2							

【思考题】

将胶浆液与药物混合后，对药物扩散速度与药物作用产生何种影响？

（汪新亮）

实验二　药动学参数的测定

一、磺胺嘧啶钠静脉注射后药动学参数的测定

【实验目的】

1. 学习使用分光光度法测定磺胺嘧啶钠的血药浓度。

2. 学习药物静脉注射给药后药动学参数的求算方法。

【实验原理】

磺胺嘧啶等磺胺类药物在酸性环境下其苯环上的氨基（—NH_2）将被离子化而生成铵类化合物（—NH_3^+），后者与亚硝酸钠可发生重氮化反应进而生成重氮盐（—N═N^+—）。该化合物在碱性条件下可与麝香草酚生成橙黄色化合物。在 525nm 波长下比色，其光密度与磺胺嘧啶的浓度成正比。具体反应过程为

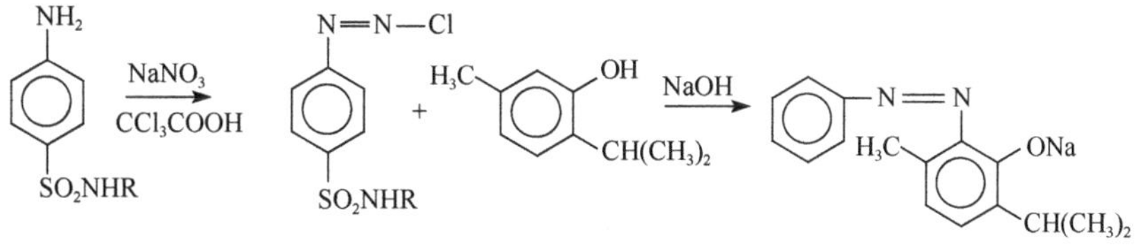

根据上述反应原理，在给受试家兔一次静脉注射一定剂量的磺胺嘧啶钠后，于不同时间点采集其静脉血样，采用比色法对各样品中磺胺嘧啶的血药浓度进行定量分析，并以血药浓度的对数与相应时间作图，从而获得磺胺嘧啶钠静脉给药后的药时曲线。

【实验材料】

1. 动物　家兔，2.5～3.0kg，雌雄不限。

2. 药品 20%乌拉坦溶液，20%磺胺嘧啶钠（sulfadiazine sodium，SD-Na），0.05%SD-Na标准液，7.5%三氯乙酸溶液（trichloroacetic acid），0.5%亚硝酸钠溶液（sodium nitrite），0.5%麝香草酚溶液（thymol）（用20%NaOH配制），1000U/ml肝素生理盐水（heparinized saline），蒸馏水（distilled water）。

3. 器材 722型分光光度计，离心机，电子秤，手术器械，动脉夹，动脉导管，兔手术台、注射器（1ml、5ml），移液器，吸头，试管，离心管，试管架，纱布，计算机。

【实验方法】

家兔耳缘静脉注射20%乌拉坦1000mg/kg（5ml/kg）麻醉，仰卧位固定于兔手术台上。剪去颈部毛发，切开皮肤，分离颈总动脉2～3cm，做颈动脉插管，以备取血用。耳缘静脉注射1000U/ml肝素生理盐水1ml/kg。从颈动脉取空白血样0.4ml后，耳缘静脉注射20%SD-Na 1.5ml/kg，分别于注射后1min、3min、5min、15min、30min、45min、60min、90min和120min时由颈动脉取血0.2ml。取11只试管，按表3-4的顺序依次加药，充分摇匀后，离心5min（3000r/min）。各取上清液1.5ml，分别加入另外11只编号相应的试管中，然后按表3-5的顺序依次加入0.5%亚硝酸钠0.5ml和0.5%麝香草酚1.0ml，摇匀后，用分光光度计在525nm波长处测定标准管和各样品管的光密度值（以空白管为对照）。根据溶液浓度与光密度成正比的原理，推算出样品管的药物浓度。

表3-4 血液样品的去蛋白处理

试管编号	空白管	标准管	样品管（管号与取样时间点对应）								
			1	3	5	15	30	45	60	90	120
7.5%三氯乙酸（ml）	2.7	2.7	2.7	2.7	2.7	2.7	2.7	2.7	2.7	2.7	2.7
空白血样（ml）	0.2	0.2	—	—	—	—	—	—	—	—	—
含药血样（ml）	—	—	0.2	0.2	0.2	0.2	0.2	0.2	0.2	0.2	0.2
0.05%SD-Na标准液（ml）	—	0.1	—	—	—	—	—	—	—	—	—
蒸馏水（ml）	0.1	—	0.1	0.1	0.1	0.1	0.1	0.1	0.1	0.1	0.1
充分摇匀，离心5min（3000r/min）											

【实验结果】

将所得数据填入表3-5中，以lg*c*-*t*数据绘制药物的药时曲线，并求算药物动力学参数。

表3-5 血浆样品的药物浓度测定

试管编号	空白管	标准管	样品管（管号与取样时间点对应）								
			1	3	5	15	30	45	60	90	120
上清液（ml）	1.5	1.5	1.5	1.5	1.5	1.5	1.5	1.5	1.5	1.5	1.5
0.5%亚硝酸钠（ml）	0.5	0.5	0.5	0.5	0.5	0.5	0.5	0.5	0.5	0.5	0.5
混匀，静置3min											
0.5%麝香草酚（ml）	1.0	1.0	1.0	1.0	1.0	1.0	1.0	1.0	1.0	1.0	1.0
混匀，静置3min											
光密度（λ=525nm）											
血药浓度（μg/ml）											

【注意事项】

1. 每次取血后，用注射器向动脉导管内注入生理盐水，使导管中残留的血液进入动脉内；下次取血前，弃掉导管内的生理盐水后再收集血液。

2. 将血样加到三氯乙酸试管中应立即摇匀，否则易出现血凝块。

【思考题】

磺胺嘧啶钠属于单室模型还是双室模型药物？其静脉注射后的药时曲线有何特点？

二、血药浓度法测定氨茶碱静脉注射后的药动学参数

【实验目的】

1. 学习紫外分光光度法测定药物血药浓度的基本方法。

2. 学习双室模型药物药动学参数的测定方法。

【实验原理】

氨茶碱为茶碱与乙二胺的复盐，在体液中分离出茶碱。在酸性条件下，可用有机溶剂从血浆中提取茶碱，并同时沉淀血浆蛋白，再用碱液把茶碱从有机溶剂中提取出来后，采用紫外双波长法分别于 λ_{274} 和 λ_{298} 处测定碱性提取液的吸光度（A），其中 A_{274} 为茶碱和本底（包括代谢产物、溶剂及血浆中有关成分）的吸光度，而 A_{298} 仅为本底的吸光度，故茶碱的吸光度 $\Delta A=A_{274}-A_{298}$。将测得的吸光度代入氨茶碱的标准曲线方程可计算出氨茶碱血药浓度。

氨茶碱为二室模型药物，其体内过程符合表观一级动力学特征。静脉注射氨茶碱后，定时测定血药浓度，可由药-时数据按二室模型拟合出 α、β、A 与 B 值，然后再进一步求算其他药动学参数。

【实验材料】

1. 动物　家兔，2.5～3.0kg，雌雄不限。

2. 药品　氨茶碱注射液（aminophylline injection），20%乌拉坦溶液，5%葡萄糖注射液（glucose injection），0.1mol/L 盐酸溶液（hydrochloric acid，HCl），0.1mol/L 氢氧化钠溶液（sodium hydroxide，NaOH），氯仿-异丙醇（95∶5）溶液（chloroform-isopropyl alcohol），75%乙醇（ethanol），1000U/ml 肝素生理盐水，蒸馏水。

3. 器材　紫外分光光度计，旋涡混合器，离心机，手术器械，动脉夹，动脉导管，兔手术台，注射器（1ml、5ml），移液器，吸头，试管，离心管，试管架，纱布，计算机。

【实验方法】

1. 标准曲线的制备　用 0.1mol/L 氢氧化钠溶液配制 10μg/ml 的氨茶碱标准储备液。取 6 只 10ml 的具塞刻度试管，分别加入上述标准储备液 0.1ml、0.2ml、0.4ml、0.6ml、0.8ml、1.0ml，并加蒸馏水至 1ml，各加入空白兔血浆 0.5ml，配成相当于血浆药物浓度 2μg/ml、4μg/ml、8μg/ml、12μg/ml、16μg/ml、20μg/ml 的标准样液。向试管中各加入 0.1mol/L 盐酸溶液 0.2ml，于旋涡混合器上混匀后，再加入氯仿-异丙醇（95∶5）溶液 5.0ml，密塞，振摇混合，以 3000r/min 离心 10min。精密吸取下层液 4.0ml 置另一具塞试管中，加入 0.1mol/L 氢氧化钠溶液 4.0ml，振摇混合，以 2500r/min 离心 10min。取上清液 3.5ml，以 2ml 蒸馏水加 4ml 的 0.1mol/L 氢氧化钠溶液作参比，用紫外分光光度计在 274nm 和 298nm 波长处分别测定吸光度（A_{274} 和 A_{298}），记录于表 3-6，并计算出 ΔA（$\Delta A=A_{274}-A_{298}$）。以 ΔA 为纵坐标，c（血药浓度，μg/ml）为横坐标绘制标准曲线并求出标准曲线回归方程。

2. 给药与取样　家兔耳缘静脉注射 20%乌拉坦 1000mg/kg（5ml/kg）麻醉后，仰卧位

固定于兔手术台上，做颈动脉插管。家兔经另侧耳缘静脉注射 1000U/ml 肝素生理盐水 1ml/kg，使全身肝素化后，将氨茶碱注射液用 5%葡萄糖注射液稀释 5 倍，按 15mg/kg 的剂量由兔耳静脉快速注射。给药后分别于 0.25h、0.5h、1h、2h、3h、4h、6h、8h 从动脉导管取血约 2ml，置试管中。

3. 血浆样品中氨茶碱浓度的测定 将血样以 3000r/min 离心 10min 后，吸取 0.5ml 血浆样品，放置具塞试管中，加蒸馏水 1.0ml，混匀。以下按“标准曲线的制备”项下的方法，自“向试管中各加入 0.1mol/L 盐酸溶液 0.2ml……”起，依法测定吸光度（A_{274}和 A_{298}），并计算出 ΔA（$\Delta A=A_{274}-A_{298}$）。将 ΔA 值代入标准曲线回归方程，求出血浆中氨茶碱浓度，并记录于表 3-7。

【实验结果】

1. 根据表 3-6 中测定的吸光度计算 ΔA（$\Delta A=A_{274}-A_{298}$），并求出标准曲线回归方程及相关系数。

表 3-6 氨茶碱标准曲线数据

试管号	1	2	3	4	5
c（μg/ml）					
A_{274}					
A_{298}					
ΔA					
回归方程					
相关系数（r）					

2. 根据表 3-7 中测定的吸光度计算 ΔA（$\Delta A=A_{274}-A_{298}$），将 ΔA 值代入标准曲线回归方程，求出血浆样品中氨茶碱浓度。

表 3-7 血浆样品中氨茶碱血药浓度数据

t（h）	0.25	0.5	1	2	3	4	6	8
A_{274}								
A_{298}								
ΔA								
c（μg/ml）								
lg$c$								

3. 根据表 3-7 中的数据作 lg$c$-t 图，应用“残数法”求算混杂参数（α、β、A 与 B）和其他药动学参数（$t_{1/2\beta}$、k_{21}、k_{10}、k_{12}、V_C、V 和 AUC），或直接将 lg$c$-t 数据输入计算机软件，求出相应参数。

【注意事项】

1. 每次取血后，用注射器向动脉导管内注入生理盐水，使导管中残留的血液进入动脉内；下次取血前，弃掉导管内的生理盐水后再收集血液。

2. 用氯仿-异丙醇溶液提取血浆中茶碱时，在旋涡混合器上混合的时间不宜过长，否则样品与有机溶剂会发生乳化现象，将影响分离提取效果及测定结果。

【思考题】

本实验中测定血浆氨茶碱吸收度时为什么不用空白血浆按同样操作所得样品作为参比？有何临床意义？

三、血药浓度法测定药物血管外给药后的药动学参数

【实验目的】

1. 学习对乙酰氨基酚血药浓度的测定方法。

2. 学习单室模型药物血管外给药的药动学参数测定方法。

【实验材料】

1. 动物　家兔，2.5～3.0kg，雌雄不限。

2. 药品　20%乌拉坦溶液，对乙酰氨基酚片（paracetamol tablet，0.5g），对乙酰氨基酚（paracetamol）标准品，0.12mol/L 氢氧化钡溶液[barium hydrate，$Ba(OH)_2$]，2%硫酸锌溶液（zinc sulfate，$ZnSO_4$），1000U/ml 肝素生理盐水，蒸馏水。

3. 器材　紫外分光光度计，旋涡混合器，离心机，手术器械，动脉夹，动脉导管，兔手术台，注射器，移液器，吸头，试管，容量瓶，离心管，试管架，纱布，计算机。

【实验方法】

1. 标准曲线的制备　精密称取一定量的对乙酰氨基酚标准品，用蒸馏水稀释配制成 100μg/ml 的对乙酰氨基酚标准储备液。取 7 只 10ml 的具塞刻度试管，分别加入上述标准储备液 0ml、0.1ml、0.2ml、0.4ml、0.6ml、0.8ml、1.0ml，再加蒸馏水至 1.0ml，摇匀后各加入空白兔血浆 0.5ml，配成相当于对乙酰氨基酚血浆药物浓度 20μg/ml、40μg/ml、80μg/ml、120μg/ml、160μg/ml、200μg/ml 的标准样液。向各试管中各加入 0.12mol/L 氢氧化钡溶液 3.5ml，摇匀，放置 2min，再加入 2%硫酸锌溶液 3.5ml，出现明显乳状混浊现象，然后加蒸馏水至 10ml，摇匀，以 3000r/min 离心 10min。取上清液 3.5ml（如仍混浊可过滤），以蒸馏水 1ml 加 0.5ml 空白兔血浆按同法操作所得样品为参比，用紫外分光光度计在 245nm 波长处测定各标准样液吸光度（A），记录于表 3-8 中。以 A 为纵坐标，c（血药浓度，μg/ml）为横坐标绘制标准曲线并求出标准曲线回归方程。

2. 给药与取样　家兔耳缘静脉注射 20%乌拉坦 1000mg/kg（5ml/kg）麻醉后，仰卧位固定于兔手术台上，做颈动脉插管。家兔经另侧耳缘静脉注射 1000U/ml 肝素生理盐水 1ml/kg，使全身肝素化后，分别从动脉导管取空白血约 2ml，置试管中。将 1 片对乙酰氨基酚片（0.5g）溶于 20ml 水后给家兔灌胃，给药后分别于 0.5h、1h、1.5h、2.0h、2.5h、3.0h、4.0h、5.0h、6.0h 从动脉导管取血约 2ml，置试管中。

3. 血浆中对乙酰氨基酚浓度的测定　将所取血样以 3000r/min 离心 10min，各取血浆 0.5ml 分置于 10 只 10ml 具塞刻度试管中，分别加蒸馏水 1.0ml，摇匀后按“标准曲线的制备”项下的方法，自“向试管中各加入 0.12mol/L 氢氧化钡溶液 3.5ml……”起操作，并以空白血样按同样操作所得样品为参比，用紫外分光光度计在 245nm 波长处测定吸光度（A），代入标准曲线回归方程，计算出血浆中对乙酰氨基酚浓度，并记录于表 3-9。

【实验结果】

1. 计算标准曲线回归方程和相关系数，填入表 3-8。

2. 计算血浆样品中对乙酰氨基酚浓度，填入表 3-9。

3. 作 lg$c$-t 图，计算药动学参数（k、$t_{1/2}$、k_a、t_{max}、c_{max}、V 和 AUC），或直接将 lg$c$-t 数据输入计算机软件，求出相应参数。

表 3-8　对乙酰氨基酚标准曲线数据

试管号	1	2	3	4	5	6	7
c（μg/ml）							
A							
回归方程							
相关系数（r）							

表 3-9　血浆样品中对乙酰氨基酚浓度数据

试管号	1	2	3	4	5	6	7	8	9	10
t（h）										
A										
c（μg/ml）										
lg$c$										

【思考题】

如何根据药物的药-时数据判断该药物符合单室模型特征还是双室模型特征？

（李炎坤）

实验三　药物血浆半衰期的测定

一、酚红血浆半衰期测定

【实验目的】

掌握药物半衰期（$t_{1/2}$）的测定方法及临床意义。

【实验原理】

药物血浆半衰期是指血浆药物浓度下降一半所需要的时间。临床上常用药物中的多数药物在体内按一级动力学的规律消除，也就是血中药物消除速率与瞬时血药浓度成正比。根据这一规律可知：药物静脉注射后，如以血浆药物浓度的对数值为纵坐标，时间为横坐标，其时量关系常呈直线，该直线的方程式为

$$\lg c_t = \lg c_0 - \frac{K_e}{2.303}t \tag{3-1}$$

式中，c_0、c_t 的含义分别为 t=0 及经过时间 t 后的血药浓度。

根据半衰期定义，当 $t=t_{1/2}$ 时，$c=c_0/2$，代入公式（3-1），可求得药物血浆浓度半衰期（$t_{1/2}$）为

$$t_{1/2} = \frac{0.693}{K_e} \tag{3-2}$$

因此，我们只要求出药物的消除速率常数 K_e，就可以得出药物的血浆半衰期。假设静脉注射给药后的 t_1 时刻，血药浓度为 c_1；经过 Δt 时间后的 t_2 时刻，血药浓度为 c_2。又因

药物消除的全过程皆符合公式（3-1），可以得到以下两个等式。

$$\lg c_1 = \lg c_0 - \frac{K_e}{2.303} t_1 \tag{3-3}$$

$$\lg c_2 = \lg c_0 - \frac{K_e}{2.303} t_2 \tag{3-4}$$

由公式（3-4）左右两边减去（3-3）得到一个等式，由该等式变换可得

$$K_e = \frac{2.303[\lg(c_1 / c_2)]}{t_2 - t_1} \tag{3-5}$$

将（3-5）代入（3-2）变换可得

$$t_{1/2} = -0.301 \times \frac{\Delta t}{\lg \dfrac{C_2}{C_1}}$$

式中，$\Delta t = t_2 - t_1$。

酚磺酞（phenolsufonphthaleinl，PSP）商品名为酚红（分子量 354.38），为一种常用的指示剂，在碱性环境中呈紫红色。静脉注射 PSP 后，因其在体内不被代谢，不易通过毛细血管进入组织，属于药代动力学的单室模型一级动力学消除，故只需要将血浆样品以 NaOH 稀释，用比色法测定给药后不同时间的血浆 PSP 的吸光度，计算出血浆 PSP 的浓度，根据上述公式求出其半衰期。

【实验材料】

1. 动物　家兔，1.5～2.5kg，雌雄不限。

2. 药品　0.6% PSP 溶液，500U/ml 肝素钠溶液（heparin sodium，以生理盐水配制），稀释液（生理盐水与 1mmol/L NaOH 按体积比 29∶1 混合而成）。

3. 器材　兔手术台，722 S 型分光光度计，玻璃比色皿，擦镜纸，试管，离心机，动脉夹，婴儿磅秤，注射器（1ml、5ml），6 号针头，刻度吸管（1ml、5ml、10ml），洗耳球。

【实验方法】

取编号为 0、1、2 的三支试管，分别精确加入 500U/ml 的肝素 2.5ml。取健康家兔一只，称重。以肝素润湿过的注射器从心脏取血适量，量取 0.5ml 置 0 号试管中，振摇，供空白对照。再从兔耳缘静脉按 18mg/kg（3ml/kg）剂量注射 0.6%酚红溶液。于给药后 10min 和 30min 从心脏取血适量，分别量取 0.5ml 置 1 号和 2 号试管中，摇匀。将三支试管在 3000r/min 转速下离心 5min。准确吸取各试管上清液 1.5ml，置另外三支试管中，分别加入稀释液 4ml，摇匀后静置 5min。用 722 型分光光度计，于 560nm 波长处以空白对照品调零，测定 10min 与 30min 样品的吸光度值，分别记为 OD_1 和 OD_2。

【实验结果】

将实验结果填入表 3-10。

表 3-10　酚红血浆半衰期的测定

管号	实际取样时间（min）	吸光度值	$t_{1/2}$
1			
2			

酚红的血浆半衰期按以下公式计算。

$$t_{1/2} = -0.301 \times \frac{\Delta t}{\lg \frac{OD_2}{OD_1}}$$

式中，Δt 为两次血样抽取时间的间隔（t_2-t_1），若完全按照实验规定时间取样，Δt 为 20min；若由于操作不熟练略微延误抽血，应以实际的时间间隔为准，从理论上讲不影响测定结果的准确性。

【注意事项】

1. 兔心脏取血通常宜用 6 号针头，针头直出直入，勿在胸腔内左右探索；每次取血前注射器必须用肝素润湿，若取血失败，必须弃去进入注射器的少量血液，并重新用肝素润湿或更换注射器；排出注射器内血样时，必须取下针头以免通过针孔挤压溶血。

2. 酚红在体内不代谢，按一级动力学的规律消除，但不易通过毛细血管，因此耳缘静脉注射给药必须注入血管内，如果打漏进入组织，则血管中没有药物，测不到血浆酚红浓度，必然导致实验失败。

3. 离心时应注意试管的平衡，以免损坏离心机。

4. 禁止用手触摸比色皿的光滑面，若溶液流出，只能用擦镜纸擦拭。

【思考题】

1. 测定药物的半衰期有何临床意义?

2. 影响血药浓度测定结果的因素有哪些?

二、磺胺嘧啶钠血浆半衰期测定

【实验目的】

掌握磺胺嘧啶钠半衰期（$t_{1/2}$）的测定方法。

【实验原理】

磺胺类药物在酸性溶液中，与亚硝酸钠起重氮反应，生成重氮盐。此重氮盐在碱性溶液中与酚类化合物起偶联反应，生成橙红色的偶氮化合物。偶氮化合物的显色深浅与磺胺的浓度有关。所以利用比色法可测定给药后不同时间血浆药物浓度的变化。

$$\text{磺胺药} + NaNO_2 \xrightarrow{\text{盐酸}} \text{重氮盐} + \text{麝香草酚} \xrightarrow{NaOH} \text{偶氮染料（橙红色）}$$

【实验材料】

1. 动物 家兔，1.5～2.5kg，雌雄不限。

2. 药品 4%磺胺嘧啶钠(sulfadiazine sodium，SD-Na)，5%三氯乙酸(trichloroacetic acid)，0.5%亚硝酸钠（sodium nitrite），0.5%麝香草酚（thymol）（用 20%NaOH 配制），500U/ml 肝素生理盐水，1mol/L 盐酸溶液（hydrochloric acid），蒸馏水。

3. 器材 兔手术台，722 S 型分光光度计，玻璃比色皿，擦镜纸，试管，离心机，动脉夹，婴儿磅秤，注射器（1ml、5ml），6 号针头，刻度吸管（1ml、5ml、10ml），洗耳球。

【实验方法】

取编号为 0、1、2 的三支试管，分别精确加入 5%三氯乙酸 2ml。取健康家兔一只，称重。以肝素润湿过的注射器从心脏取血适量，量取 0.5ml 置 0 号试管中，振摇，供空白对照。再从兔耳缘静脉按 80mg/kg（2ml/kg）剂量注射 4%磺胺嘧啶钠溶液。于给药后 10min 和 40min 从心脏取血适量，分别量取 0.5ml 置 1 号和 2 号试管中，摇匀，按表 3-11 的顺序依次加药，充分摇匀后，在 3000r/min 转速下离心 5min。各取上清液 2ml，分别加入另外 3 支编号相应的试管中，然后按表 3-12 的顺序依次加入 1mol/L 盐酸 0.5ml、0.5%亚硝酸钠 1.0ml 和 0.5%麝香草酚 1.5ml，摇匀后静置 5min。用分光光度计在 525nm 波长处测定标准管和各样品管的光密度值（以空白管为对照），分别记为 OD_1 和 OD_2。

表 3-11　无蛋白血滤液制备

	0 号管	1 号管	2 号管
5%三氯乙酸	2.0	2.0	2.0
血液	0.5	0.5	0.5
H_2O	3.0	3.0	3.0

表 3-12　血药浓度测定

	空白管（ml）	10′管（ml）	40′管（ml）
上清液	2.0（H_2O）	2.0	2.0
1mol/L HCl	0.5	0.5	0.5
0.5%$NaNO_2$	1.0	1.0	1.0
0.5%麝香草酚	1.5	1.5	1.5

【实验结果】

将实验结果填入表 3-13。

表 3-13　磺胺嘧啶钠半衰期的测定

管号	实际取样时间（min）	吸光度值	$t_{1/2}$
1			
2			

磺胺嘧啶钠的血浆半衰期按以下公式计算

$$t_{1/2} = -0.301 \times \frac{\Delta t}{\lg \frac{OD_2}{OD_1}}$$

式中，Δt 为两次血样抽取时间的间隔（t_2-t_1），若完全按照实验规定时间取样 Δt 为 30min；若由于操作不熟练略微延误抽血，应以实际的时间间隔为准，从理论上讲不影响测定结果的准确性。

【注意事项】

酚红半衰期测定注意事项均适用于此实验，此外离心之后各试液的添加顺序绝不可颠倒，每添加一样试剂都要充分摇匀，以保证显色反应彻底完成。

【思考题】

磺胺嘧啶钠药动学行为更接近于二室模型，但分布相时间很短，请问上述计算半衰期的方法是否有误差？怎样才能使误差减小？

（汪新亮）

实验四　药效学参数的测定

一、肝脏药物代谢酶活性测定

【实验目的】

学习肝脏药物代谢酶 CYP450 的测定方法，观察药物对肝脏药物代谢酶 CYP450 的诱导和抑制作用。

【实验原理】

药物的体内代谢过程可以分为Ⅰ相反应和Ⅱ相反应。Ⅰ相反应包括氧化、还原和水解反应，主要由细胞色素 P450（CYP450）酶催化。CYP450 酶主要分布在肝脏，故又称做肝药酶。CYP450 酶的诱导和抑制可导致临床上的药物相互作用。苯巴比妥钠为 CYP450 酶的诱导剂，而放线菌素 D 为 CYP450 酶的抑制剂。

CYP450 酶含量的测定：CYP450 为血红素蛋白，其还原型与 CO 结合后，在波长 450nm 处出现吸收峰，故可通过测定溶液的吸光度来计算溶液中 CYP450 酶的含量。

【实验材料】

1. 动物　昆明种小白鼠，18～22g，雌雄各半。

2. 药品　0.75%苯巴比妥钠溶液，0.002%放线菌素 D，0.9%氯化钠（chloride sodium），50%葡萄糖（glucose），Tris-HCl 缓冲液，连二亚硫酸钠。

3. 器材　低温离心机，制冰机，分光光度计，玻璃匀浆器，天平，CO 气瓶，漏斗，移液管，冰盒。

【实验方法】

1. 称重分组　取小白鼠 9 只，称重，随机分成 3 组（甲、乙、丙）。甲组为苯巴比妥钠组，乙组为放线菌素 D 组，丙组为生理盐水组，腹腔注射给药（0.1ml/10g），连续给药 3 天。

2. 制备肝匀浆　小白鼠处死，取出肝脏（勿破坏胆囊）。冰上称重后将肝组织置于玻璃匀浆器中，加入 4℃下预冷的 0.25mol/L 蔗糖液（0.5ml/100mg 肝组织），冰浴下研磨至淡粉色匀浆。然后 4℃下 10 000*g* 离心 20min 后，留取上清液。

3. CYP450 酶含量的测定　取离心后上清液 1ml，加入预冷后的 0.05mol/L Tris-HCl 缓冲液 9ml，充分混匀。冰浴下通 CO 气体，1～2 气泡/秒，通气 2min。将通气完毕的溶液分为两半，分别置于两个试管中：其一作为测定吸光度时的参照，另一加入连二亚硫酸钠 5mg，充分混匀，即为待测样品管。测定并记录样品杯在 450nm 和 490nm 波长下的吸光度。

4. CYP450 酶含量计算　根据公式 $A=E\cdot c\cdot L$，其中 A 为吸光度；E 为 490～450nm 波长的示差光谱消光系数，本实验中 E=104L/（cm · mmol）；c 为 CYP450 浓度；L 为比色杯厚度（光路长度）。因此，得到 CYP450（nmol/g 肝脏）=[（$A_{450}-A_{490}$）/$E\cdot L$]×50 000。

5. CYP450 酶的诱导和抑制

（1）CYP450 升高百分率 = [（苯巴比妥组–生理盐水对照组）/生理盐水对照组]×100%。

（2）CYP450 降低百分率 = [（生理盐水对照组–放线菌素 D 组）/生理盐水对照组]×100%。

【实验结果】

将实验结果填入表 3-14。

表 3-14 苯巴比妥钠及放线菌素 D 对 CYP450 酶的影响

药物	CYP450 酶含量	升高（降低）百分率
生理盐水		
0.75%苯巴比妥钠溶液		
0.002%放线菌素 D		

【思考题】

试述 CYP450 诱导剂及抑制剂的可能作用机制。

二、受体拮抗剂 pA_2 值的测定

【实验目的】

以去甲肾上腺素对大鼠肛尾肌的收缩作用为例，观察竞争性拮抗药酚妥拉明的对抗作用，计算其 pA_2 的值。

【实验原理】

大鼠肛尾肌上分布有肾上腺素 α 受体，去甲肾上腺素是 α 受体激动药，能使大鼠肛尾肌收缩，其效应随浓度增加而增加。当以收缩效应为纵坐标，对数剂量为横坐标时，量效关系为一接近“S”形的曲线。

酚妥拉明是 α 受体的竞争性拮抗药，可使量效曲线平行右移，最大效应不减小。pA_2 值为竞争性拮抗药的效价强度，该值越大说明拮抗药作用越强。

【实验材料】

1. 动物 SD 大鼠，230～250g，雄性。

2. 药品 2×10^{-5}mol/L 去甲肾上腺素溶液（noradrenaline），3.15×10^{-5}mol/L 酚妥拉明溶液（phentolamine），克氏液（Kreb’s solution）。

3. 器材 BL-420 生物机能实验系统，张力换能器，10ml 器官浴槽，超级恒温器，铁架台，双凹夹，氧气钢瓶，减压阀，注射器，针头，剪刀，镊子，培养皿，烧杯，丝线，100μl 微量加样器等。

【实验方法】

1. 标本的制备及固定 取大鼠一只，颈椎脱臼处死，剪开下腹部近肛门处皮肤和肌层，暴露下腹腔，找到耻骨联合并剪断，分离直肠，在其与结肠交界处剪断，将直肠翻转向下，露出直肠末端。在直肠末端与骶骨之间连着一对细长的肛尾肌，仔细分离一侧肛尾肌，两端分别用丝线结扎。剪下标本，悬挂于盛有克氏液（pH 7.4）的 10ml 浴槽中，一端与张力换能器连接，温度恒定在（37±0.5）℃，通 95% O_2 和 5% CO_2 的混合气体。调整标本静息张力 0.5g，平衡 0.5h，期间更换营养液 2 或 3 次。

2. 给药和描记曲线 使生物信号记录分析系统处于“记录状态”。

按对数摩尔浓度累积给药法依次加入去甲肾上腺素，其顺序见表 3-15。

当收缩反应达最大效应后，以克氏液（pH 7.4）冲洗标本 3 次，每次间隔 5min（不能人为调动基线），当曲线恢复至原基线时，加入 3.15×10^{-5}mol/L 酚妥拉明溶液 0.05～0.1ml，5min 后同上法重新加入去甲肾上腺素至最大收缩效应。

表 3-15　去甲肾上腺素的给药顺序表

原始浓度（mol/L）	加样量（μl）	浴槽终浓度（mol/L）
10^{-4}	10	1×10^{-7}
	20	3×10^{-7}
	70	1×10^{-6}
10^{-3}	20	3×10^{-6}
	70	1×10^{-5}
	⋮	⋮

3. 绘制量效曲线及计算 pA_2 值

（1）测量去甲肾上腺素每一浓度的收缩反应幅度，以最大收缩幅度为 100%，分别计算加入拮抗药前后各浓度的反应百分率，并将实验结果填入表 3-16。

表 3-16　去甲肾上腺素给药前后反应百分率

激动药浓度（mol/L）	给药前反应百分率（%）	给药后反应百分率（%）
1×10^{-7}		
3×10^{-7}		
1×10^{-6}		
3×10^{-6}		
1×10^{-5}		
⋮		

$$\text{各浓度反应百分率}(\%)=\frac{\text{各浓度收缩强度}}{\text{最大收缩强度}}\times100$$

（2）以去甲肾上腺素浓度的负对数值为横坐标，以反应百分率为纵坐标，在同一坐标上绘出给药前后的量效关系曲线。

（3）从量效曲线上分别求出加入拮抗药前后激动药引起 50%效应所需剂量 ED_{50}，然后代入公式计算 pA_2 值。

$$pA_2=\lg(E'/E-1)-\lg B$$

式中，E'为有拮抗药时，激动剂的 ED_{50}；E 为无拮抗药时，激动剂的 ED_{50}；B 为竞争性拮抗药的摩尔浓度。

【思考题】

请设计出一套测定肾上腺素 β 受体拮抗药 pA_2 值测定的实验方案。

三、利多卡因 LD_{50} 的测定

【实验目的】

通过实验学习测定药物半数致死量（LD_{50}）的方法、步骤和计算过程，了解药物急性毒性的常规实验。

【实验材料】

1. 动物　昆明种小白鼠，18～22g，雌雄各半。

2. 药品　1%盐酸利多卡因溶液（lidocaine hydrochloride）。

3. 器材　天平，鼠笼，注射器，烧杯。

【实验方法】

实验方法采用改良寇氏法。

1. 预实验　取小白鼠 12 只，随机分成 4 组（必要时可增加组数），按表 3-17 剂量腹腔注射 1%盐酸利多卡因溶液，组间剂量比为 2∶1。记录给药 2h 内各组死亡率，求出最小与最大死亡率的剂量，分别记为 d_i 和 d_k。将 d_i～d_k 确定为实验剂量范围，利多卡因参考剂量范围为 100～200mg/kg。

2. 正式实验　取体重为 18～22g 小白鼠 50 只，按体重随机分成 5 组，每组 10 只（雌雄各 5 只）。各组按表 3-18 剂量腹腔注射 1%盐酸利多卡因溶液。给药后观察动物中毒症状，并记录 2h 内各组动物死亡率。

各组剂量计算：各组剂量按等比级数排列。根据预实验得到的 d_k 和 d_i 按下列公式求出公比（即各组剂量间的比值 r）

$$r = \sqrt[n-1]{d_k / d_i}$$

式中，n 为实验分组数目，本实验中 n=5，所以组间剂量比为 r=1.19。

本实验共分 5 组，$d_1=d_i$，$d_5=d_k$。根据 r 值，可计算出其他各组剂量：$d_2=d_1 \cdot r$，$d_3=d_2 \cdot r$，$d_4=d_3 \cdot r$，正式实验见表 3-18。

3. 计算　根据正式实验各组死亡率，按下列公式求出 1%盐酸利多卡因溶液腹腔注射的 LD_{50} 和可信限（P=0.95）。

$$LD_{50} = \lg^{-1}[X_m - i(\sum P - 0.5)]$$

式中，i 为公比 r 的对数（本例为 0.08）；X_m 为最大剂量组的剂量对数（本例为 2.301）；P 为动物死亡率（用小数表示）；$\sum P$ 表示各组死亡率的总和。

如果最小剂量组的死亡率大于 0，而小于 30%或最大剂量组的死亡率小于 100%而大于 70%时，可按下列校正公式计算 LD_{50}

$$LD_{50} = \lg^{-1}\{X_m - i[\sum P - (3 - P_m - P_n)/4]\}$$

式中，P_m 为最大剂量组的死亡率；P_n 为最小剂量组的死亡率；P 为各组死亡率。

【实验结果】

将实验结果填入表 3-17，表 3-18。

表 3-17　利多卡因 LD_{50} 的预实验结果

组别	剂量（ml/kg）	给药容量（ml/10g）	动物数（只）	死亡动物数（只）	死亡率（%）
1	200	0.2	3		
2	100	0.2	3		
3	50	0.2	3		
4	25	0.2	3		

表 3-18　利多卡因 LD_{50} 的正式实验结果

组别	剂量（ml/kg）	给药容量（ml/10g）	动物数（只）	死亡动物数（只）	死亡率（%）
1	100	0.10	10		
2	119	0.12	10		

续表

组别	剂量（ml/kg）	给药容量（ml/10g）	动物数（只）	死亡动物数（只）	死亡率（%）
3	142	0.14	10		
4	169	0.17	10		
5	200	0.20	10		

【思考题】

什么叫 LD_{50}？测量 LD_{50} 有何意义？

四、戊巴比妥钠 ED_{50} 的测定

【实验目的】

学习测定戊巴比妥钠 ED_{50} 值的方法。

【实验原理】

戊巴比妥钠为巴比妥类镇静催眠药，用适当剂量给小鼠腹腔注射后产生的催眠效应，常用翻正反射的消失来判断，该指标仅有阳性（睡眠）和阴性（不睡眠）两种现象，属于质反应。质反应量效曲线的横坐标为对数剂量，而纵坐标采用阳性反应发生的频数时，一般为常态分布曲线。如改用累加阳性频数为纵坐标时，可以得到标准的“S”形曲线。该曲线的中央部分（50%反应处）接近一条直线，斜度最大，其相应的剂量也就是能使群体中半数个体出现某一效应的剂量，通常称为半数效应量。如效应为疗效，则称半数有效量（ED_{50}）。

测定 ED_{50} 常用的一种简捷而精确的方法是改良寇式法，该方法以药效为指标，设计条件是各组实验动物数相等，各组剂量成等比数列，各组动物的反应率大致符合常态分布。计算公式为

$$ED_{50}=\lg^{-1}\left\{X_m-i\left[\sum P-(3-P_m-P_n)/4\right]\right\}$$

式中，X_m 为最大反应率组剂量的对数，i 为组间剂量比的对数，P 为各组阳性反应率，P_m 为最高反应率，P_n 为最低反应率，n 为实验组数。

当 P_m=100%，P_n=0 时，上式可简化为

$$ED_{50}=\lg^{-1}\left[X_m-i\left(\sum P-0.5\right)\right]$$

【实验材料】

1. 动物 昆明种小白鼠，18～22g，雌雄各半。

2. 药品 1mg/ml 戊巴比妥钠溶液。

3. 器材 小鼠笼，天平，0.5ml 或 0.25ml 注射器。

【实验步骤】

1. 动物分组 体重 18～22g 的健康小鼠 50 只，随机分为 5 组，每组 10 只。

2. 确定给药剂量 第 1 组剂量为 20mg/kg（ED_0），第 5 组剂量为 49mg/kg（ED_{100}），然后按等比数列方法分别计算出第 2、3、4 组剂量及给药体积，填入表 3-19。

3. 给药 各组小鼠分别腹腔注射 1.00mg/ml 戊巴比妥钠溶液。

4. 记录结果 以翻正反射消失为入睡指标，观察药物的催眠效应，记录各组腹腔注射戊巴比妥钠后 15min 内睡眠鼠数，并计算阳性反应率，填入表 3-19。

5. 按下列公式计算 ED_{50}

$$ED_{50} = \lg^{-1}\left[X_m - i\left(\sum P - 0.5\right)\right]$$

式中，X_m 为最大反应率组剂量的对数，i 为组间剂量比的对数，P 为各组反应率。

【实验结果】

将实验结果填入表 3-19。

表 3-19　戊巴比妥钠 ED_{50} 的实验结果

组别	动物只数（n）	剂量（mg/kg）	给药容量（ml/10g）	睡眠鼠数（n）	阳性反应率（%）
1	10	20	0.20		
2	10	25	0.25		
3	10	31	0.31		
4	10	39	0.39		
5	10	49	0.49		

【注意事项】

本实验为定量实验，注射药量必须准确。给药后要仔细观察药物反应，但不可过多地翻动小鼠，以免影响实验结果。

【思考题】

ED_{50} 的定义和测定的意义分别是什么？

（郭　霜）

实验五　有机磷酸酯类药物中毒及解救

【实验目的】

学习家兔灌胃技术，观察有机磷酸酯类农药急性中毒后出现的症状和体征，以及阿托品和碘解磷定对急性有机磷酸酯类农药中毒的解救效果，并比较两药解毒作用原理和作用特点。

【实验原理】

正常生理情况下，体内乙酰胆碱含量的维持依赖于神经突触部位的乙酰胆碱酯酶，有机磷酸酯类是抗胆碱酯酶药，可抑制胆碱酯酶活性，引起体内乙酰胆碱含量明显积聚，产生中毒症状。M 受体阻断剂直接对抗 M 受体介导的各种症状，胆碱酯酶复活药能在短时间内使酶活性恢复，减轻或消除中毒表现。

【实验材料】

1. 动物　家兔，2～3kg，雄性。

2. 药品　10%敌百虫（dipterex），0.2%阿托品（atropine），2.5%碘解磷定（pralidoxime iodide）。

3. 器材　开口器，灌胃管，直尺，50ml 烧杯，2ml、5ml、20ml 注射器，滤纸，磅秤。

【实验方法】

取禁食 12h 的家兔 1 只，称重观察其正常活动（一般活动、瞳孔、唾液分泌、呼吸、大小便、肌震颤等），详细指标见表 3-20。然后用 10%敌百虫 5ml/kg 灌胃，观察上述变化。待中毒症状明显后，立即耳缘静脉注射 0.2%阿托品 1ml/kg 观察中毒解除情况，5min 后，再静脉注射 2.5%碘解磷定 2ml/kg，观察残余中毒解除情况。

【实验结果】

将观察结果填入表 3-20。

表 3-20　有机磷中毒表现及其解救

	给药前	10%敌百虫	0.2%阿托品	2.5%碘解磷定
一般活动				
瞳孔（左/右）				
唾液分泌				
呼吸				
心率				
大小便				
肌震颤				

【注意事项】

1. 胃管不要插入到气管内。

2. 敌百虫局部刺激性大，灌胃时家兔易挣扎，要注意固定好家兔头部。

3. 敌百虫可经皮肤吸收，如果手接触药物，应立即用自来水冲洗，切勿用肥皂，因敌百虫在碱性条件下可生成毒性更强的敌敌畏。

4. 由耳缘静脉注射阿托品时，速度要快，而注射碘解磷定时速度宜慢。进针部位宜从兔耳的尖端开始。

5. 测量家兔瞳孔时要注意光线对瞳孔的影响，最好采用同一人的测量结果。

【思考题】

1. 有机磷酸酯类农药的中毒机制是什么？可出现哪些症状？

2. 阿托品和碘解磷定的解毒机制各是什么？为什么要联合使用？

（任　平）

实验六　传出神经系统药物对家兔瞳孔的作用

【实验目的】

观察拟胆碱药、抗胆碱药及拟肾上腺素药对瞳孔的作用，并分析各类药物对瞳孔的作用机制。

【实验原理】

虹膜内存在瞳孔括约肌和瞳孔开大肌两种平滑肌，分别受胆碱能神经和去甲肾上腺素能神经支配。拟胆碱药通过激动瞳孔括约肌上 M 受体，使括约肌向眼球中心收缩，瞳孔缩小；

拟肾上腺素药通过激动瞳孔开大肌上的 α 受体，使瞳孔开大肌向外周收缩，瞳孔扩大。

【实验材料】

1. 动物　家兔，2～3kg，雌雄不限。

2. 药品　1%硫酸阿托品溶液（atropine sulfate），1%硝酸毛果芸香碱溶液（pilocarpine nitrate），1%盐酸去氯肾上腺素溶液（phenylephrine hydrochloride），0.5%水杨酸毒扁豆碱溶液（physostigmine salicylate）。

3. 器材　量瞳尺，手电筒，滴管，兔台。

【实验方法】

1. 取无眼疾家兔 2 只，于自然光下测量两侧正常瞳孔直径。用手电筒迅速侧照兔眼，若瞳孔随光照而缩小，则为对光反射阳性，否则为阴性，实验选用阳性动物。

2. 将下眼睑拉成杯状并压住鼻泪管，然后按给药顺序表（表 3-21）给家兔结膜内滴药 2 滴，约 1min 后放任眼睑任药液自溢。

表 3-21　给药顺序表

兔号	左眼	右眼
1	硫酸阿托品	硝酸毛果芸香碱
2	盐酸去氯肾上腺素	水杨酸毒扁豆碱

3. 滴药 15min 后，在同样强度的光照下，再测量两只兔左、右眼瞳孔的大小和对光反射。当两只家兔右眼滴用硝酸毛果芸香碱和水杨酸毒扁豆碱后瞳孔缩小，继续在这两眼的结膜内再滴入硫酸阿托品 2 滴，15min 后观察瞳孔的大小及对光反射的变化并比较用药前后有何不同。

【实验结果】

将实验结果填入表 3-22。

表 3-22　传出神经系统药物对家兔瞳孔的影响

兔号	眼睛	药物	用药前		用药后	
			瞳孔大小（mm）	对光反射	瞳孔大小（mm）	对光反射
1	左	阿托品				
	右	硝酸毛果芸香碱				
	右	硝酸毛果芸香碱后再滴阿托品				
2	左	盐酸去氧肾上腺素				
	右	水杨酸毒扁豆碱				
	右	水杨酸毒扁豆碱后再滴阿托品				

【注意事项】

1. 测瞳孔时不能刺激角膜。

2. 光照强度与角度在给药前后应尽量一致，以免影响测瞳结果。

【思考题】

传出神经系统药物对家兔瞳孔的影响是什么？分析其作用机制。

（余　薇）

实验七　传出神经系统药物对家兔腺体分泌的影响

【实验目的】

观察毛果芸香碱和阿托品对腺体分泌的影响并分析其作用机制及临床意义。

【实验原理】

腺体上存在的受体主要是 M 受体，当其兴奋时，腺体分泌增加。毛果芸香碱为 M 受体激动药，可致腺体（尤其是唾液腺和汗腺）分泌增加；阿托品为 M 受体阻断药。可拮抗乙酰胆碱（ACh）和毛果芸香碱对 M 受体的激动作用而使腺体分泌减少。

【实验材料】

1. 动物　家兔 2 只，2～3kg，雌雄不限。

2. 药品　6.5%乌拉坦溶液（urethane，以生理盐水配制），10g/L 硫酸阿托品溶液（atropine sulfate），1g/L 硝酸毛果芸香碱溶液（pilocarpine nitrate），生理盐水（physiological saline）。

3. 器材　家兔固定箱，兔开口器，灌胃导尿管，注射器，漏斗，量筒。

【实验方法】

取家兔 2 只，称重标号。分别用 6.5%乌拉坦溶液和生理盐水 10ml/kg 灌胃（可产生镇静作用，且补充了水分，有利于唾液分泌）。15min 后，甲兔耳缘静脉注射硫酸阿托品 2mg/kg（0.2ml/kg）；乙兔耳缘静脉注射生理盐水（0.2ml/kg）。给药后 15min，甲、乙兔再分别静脉注射硝酸毛果芸香碱 0.2mg/kg（0.2ml/kg）。

甲、乙兔分别放置在兔固定箱内，在兔嘴下各放一漏斗和量筒。收集由嘴角滴下的唾液，比较两兔用药后 10min、20min、30min 的唾液量。

【实验结果】

将药物对家兔唾液量的影响记入表 3-23。

表 3-23　药物对家兔唾液腺的影响

兔号	药物		唾液分泌量（ml）		
	首次	15min 后	10min	20min	30min
甲	硫酸阿托品	硝酸毛果芸香碱			
乙	生理盐水	硝酸毛果芸香碱			

【注意事项】

1. 实验前 24h 内应供足家兔的饮水量或用青草喂养。

2. 有些家兔可能血中含有分解阿托品的酶而对阿托品不敏感，故应挑选敏感家兔。

【思考题】

阿托品抑制腺体分泌的作用机制及临床意义分别是什么？

（廖清船）

实验八　传出神经系统药物对麻醉家兔血压的影响

【实验目的】

学习测量麻醉家兔血压的实验方法；观察传出神经系统药物对麻醉家兔血压的影响。

【实验材料】

1. 动物　家兔，2.0～2.5kg，雌雄不限。

2. 药品　20%乌拉坦溶液，0.5%肝素（heparin），生理盐水（physiological saline），0.0002%盐酸肾上腺素（epinephrine hydrochloride），0.0002%重酒石酸去甲肾上腺素（norepinephrine tartaric acid），0.0002%盐酸异丙肾上腺素（isoprenaline hydrochloride），0.2%盐酸麻黄素（ephedrine hydrochloride），0.01%氯化乙酰胆碱（acetylcholine chloride），1%盐酸酚妥拉明（phentolamine hydrochloride），1%硫酸阿托品（atropine sulphate）。

3. 器材　BL-420E 生物机能实验系统 1 套，压力换能器 1 个，粗剪刀 1 把，14cm 直手术剪 1 把，14cm 止血钳 4 把（直、弯各 2 把），10cm 眼科剪 1 把，10cm 直眼科镊 1 把，玻璃分针 1 支，动脉夹 1 个，动脉插管 1 根，婴儿秤 1 台，兔手术台 1 个，纱布，手术丝线，头皮针 1 支，1ml 注射器 7 支，5ml 注射器 1 支，20ml 注射器 1 支。

【实验方法】

取家兔一只，称重，以 20%乌拉坦溶液 1000mg/kg（5ml/kg）耳缘静脉注射麻醉，仰卧固定于兔手术台上。颈部剪毛，沿正中线剪开颈部皮肤，钝性分离皮下组织和肌肉，暴露气管。寻找一侧颈总动脉，将其与周围组织、神经彻底分离开。游离一段 2～3cm 颈总动脉，穿两根线备用，将颈总动脉远心端结扎，近心端以动脉夹夹闭。在结扎点和动脉夹之间靠远心端 1/3～1/2 任选一处用眼科剪一个“V”形切口，将已充满生理肝素盐水的动脉插管（已连接于压力换能器）朝心脏方向插入颈总动脉，结扎固定。并将压力换能器连接于 BL-420E 生物机能实验系统。

打开电脑和 BL-420E 生物机能实验系统，选择实验项目中药物对家兔血压调节的实验模块。打开压力换能器的三通阀，松开动脉夹，点击“采样”，观察正常的血压曲线，稳定 5min 左右开始给药。

给药：描记一段正常血压波形后依次给予下列药物。①0.002%肾上腺素 3μg/kg（0.15ml/kg）；②0.003%去甲肾上腺素 6μg/kg（0.2ml/kg）；③0.002%异丙肾上腺素 3μg/kg（0.15ml/kg）；④0.2%麻黄碱 0.3mg/kg（0.15ml/kg）；⑤重复④；⑥1%酚妥拉明 1mg/kg（0.1ml/kg）；⑦0.002%肾上腺素 6μg/kg（0.3ml/kg）；⑧0.01%乙酰胆碱（0.1ml/kg）；⑨1%阿托品（0.2ml/kg）；⑩重复⑧。

【实验结果】

将实验结果打印，贴入实验结果栏目中。

【注意事项】

1. 本实验中给药顺序的安排虽皆有依据，但也可由指导教师酌情变动。

2. 本实验也可用犬进行，给药剂量按兔每千克体重剂量的 1/3 给药，还可用大白鼠，剂量是犬剂量的 6 倍（供参考）。

3. 压力换能器与动脉插管一定要充满肝素生理盐水，不能有气泡。

【思考题】

1. 试述肾上腺素、去甲肾上腺素、异丙肾上腺素和麻黄碱对心血管系统作用的异同。

2. 实验步骤⑤、⑦和⑩分别是重复应用麻黄碱、肾上腺素和乙酰胆碱，试述其实验设计的目的。

（闵　清）

实验九　传出神经系统药物对离体肠平滑肌的作用

【实验目的】

观察传出神经系统药物对家兔离体肠平滑肌活动的影响，并分析其作用机制。

【实验材料】

1. 动物　家兔，2～3kg，雌雄不限。

2. 药品　台氏液（Tyrode's solution），0.1%氯化乙酰胆碱（acetylcholine chloride），1%硫酸阿托品溶液（atropine sulfate），0.2%盐酸肾上腺素溶液（adrenaline hydrochloride），0.2%重酒石酸去甲肾上腺素溶液（noradrenaline bitartrate），0.25%盐酸异丙肾上腺素溶液（isoprenaline hydrochloride），20%乌拉坦溶液。

3. 器材　恒温平滑肌槽，BL-420E 生物机能实验系统，张力换能器，L 形钩，注射器，烧杯，培养皿，手术器械一套。

【实验方法】

家兔用 20%乌拉坦溶液 1000mg/kg（5ml/kg）耳缘静脉麻醉后，腹部正中切口，取出十二指肠或空肠，置于饱和氧的 4℃冷台式液中，剪去附着的肠系膜和脂肪后，用台式液将肠管内容物冲洗干净，将其剪为数小段（每小段 2cm）备用。

将恒温平滑肌槽的温度调至（37±0.5）℃，向槽中加 30ml 台氏液，通入氧气（1～2 个气泡/秒）。取肠管一段，一端固定于 L 形钩的弯钩上，另一端与张力换能器相连，连接到 BL-420E 生物机能实验系统，调整换能器的高度，使肠段保持一定的张力。打开电脑操作系统，进入 BL-420E 生物机能实验系统主窗口，选择实验项目菜单下的消化实验菜单项，在子菜单中选择“消化道平滑肌活动”的生理特性实验模块。

待肠段在恒温槽中适应 15～20min 后，描记一段正常张力曲线，观察离体肠段的自律性收缩张力、幅度和频率，然后开始按下列顺序给药，每种药物的给药量为 0.2ml：①加入 0.1%氯化乙酰胆碱，观察和记录给药后肌张力、幅度和频率有无变化，直到出现明显变化为止，然后加入 1%硫酸阿托品，观察和记录肌张力、幅度和频率的变化；②给予 0.2%盐酸肾上腺素，观察和记录给药后肌张力、幅度和频率的变化；③加入 0.2%重酒石酸去甲肾上腺素，观察和记录给药后肌张力、幅度和频率的变化；④加入 0.25%盐酸异丙肾上腺素，观察和记录给药后肌张力、幅度和频率的变化。

【实验结果】

将实验描记的曲线图打印剪贴于实验报告本上，标明加药标记。

【注意事项】

1. 所用家兔需禁食 12h，制备样本时动作应轻柔，尽量减少损伤。

2. 向浴槽加药时，勿触碰换能器连接线，勿将药物滴到管壁上。

3. 实验过程中浴槽中台氏液温度应稳定在37℃。

4. 每次加药效果出现后立即更换台式液，待肠段恢复正常活动后再观察下一个项目。

5. 注意实验中机械性故障，在实验开始前应认真检查仪器状态。实验过程中各仪器实验参数一经确定，勿随意调动，以免影响数据的准确性。

【思考题】

分析实验中各药物对肠平滑肌的作用及其机制。

（余 薇）

实验十 N_2受体阻断药对骨骼肌的松弛作用

【实验目的】

观察N_2受体阻断药琥珀胆碱和筒箭毒碱对骨骼肌的松弛作用，并分析其作用机制。

【实验材料】

1. 动物 昆明种小白鼠，18～20g，雌雄不限。

2. 药品 0.016%氯化琥珀胆碱（suxamethonium chloride），0.002%氯化筒箭毒碱（tubocurarine chloride），生理盐水。

3. 器材 铁丝网，1ml注射器。

【实验方法】

将30cm×50cm、孔径1cm的铁丝网以50°角斜置于桌面上，将禁食1h后的小白鼠放于铁丝网上任其攀附爬行，1h内不跌落者为合格。

将30只合格小白鼠随机分为生理盐水组、琥珀胆碱组和筒箭毒碱组，每组10只，称重并编号。生理盐水组皮下注射等容量生理盐水（0.2ml/10g），琥珀胆碱组皮下注射氯化琥珀胆碱3.2mg/kg（0.2ml/10g），筒箭毒碱组皮下注射氯化筒箭毒碱0.4mg/kg（0.2ml/10g）。

将给药后小白鼠重新放置在铁丝网上爬行，观察1h，将自行跌落连续3次者判定为阳性动物，即出现骨骼肌松弛作用，将结果统计后填入表3-24。

【实验结果】

将实验结果填入表3-24。

表3-24 琥珀胆碱和筒箭毒碱对小鼠骨骼肌松弛作用的影响

分组	给药后表现	阳性动物数
生理盐水组		
琥珀胆碱组		
筒箭毒碱组		

【思考题】

简述琥珀胆碱和筒箭毒碱产生骨骼肌松弛作用的机制？

（余 薇）

实验十一　局部麻醉药对神经传导作用的影响

【实验目的】

观察局部麻醉药普鲁卡因对蟾蜍坐骨神经传导作用的影响。

【实验材料】

1. 动物　蟾蜍。

2. 药品　0.5%盐酸溶液（hydrochloric acid），1%盐酸普鲁卡因（procaine hydrochloride）。

3. 器材　蛙板，丝线，夹子，秒表，手术器械一套，1ml 注射器，铁支架，烧杯。

【实验方法】

取蟾蜍一只，从上颌耳鼓膜后缘处剪去颅脑部，保留下颌部分，用线穿过下颌制备好脊蛙，悬挂在铁支架上。分别将其两后肢的足趾浸于 0.5%盐酸溶液中，测定其有无缩腿反应，记录自浸入盐酸溶液起到出现缩腿反应所需的时间，分别记为 $t_{左}$、$t_{右}$。每次浸入时间不超过 20s，若无缩腿反应则需更换另一只蟾蜍。蟾蜍两腿如果都出现缩腿反应，说明蟾蜍反应正常，神经传导未被麻醉，可用于后续实验。蛙足浸后立即用清水洗净足趾上的盐酸，并用纱布拭干。

在左腿股二头肌和臀大肌结合处注射 1%盐酸普鲁卡因 0.5ml，使药液浸润坐骨神经干周围，然后在给药后每 5min 将蛙左后肢的足趾浸于 0.5%盐酸溶液中，测定左肢有无缩腿反应，并记录 $t_{左}$有无变化。右侧以同样的方法给予等容量生理盐水作对照，记录 $t_{右}$有无变化。对用药前后及左右两肢缩腿反射时间加以比较从而验证药物的作用。

【实验结果】

将实验结果填入表 3-25。

表 3-25　注射药物前后缩腿反射时间（t）变化

项目	药物	用药前	用药后 5min	用药后 10min	用药后 15min
左	普鲁卡因				
右	生理盐水				

【注意事项】

1. 实验中使用盐酸时须格外小心，防止盐酸滴落在皮肤、衣服及实验台上。

2. 剪颅脑部位应适当，过高可能会保留部分脑组织，蛙可能会出现自主活动，过低则伤及上部脊髓。

3. 浸入盐酸溶液的部位应限于趾尖，勿须浸入过多。

4. 每次测定后必须用清水洗净足趾上的盐酸，并用纱布拭干。

5. 为了准确地阻断神经干，药液需尽可能注入神经干周围。

6. 缩腿反射时间是指从趾蹼开始浸入盐酸溶液到开始缩腿所需的时间。

【思考题】

简述局部麻醉药的作用机制。

（余　薇）

实验十二　烟碱对小鼠的毒性作用

【实验目的】

观察烟碱对小白鼠的毒性反应，计算烟叶中烟碱含量。

【实验材料】

1. 动物　昆明种小白鼠，18～22g，雌雄不限。

2. 药品　市售香烟。

3. 器材　1ml 注射器，洗耳球，量筒，烧杯，天平。

【实验方法】

量取蒸馏水 10ml 置于烧杯内，然后点燃香烟，用洗耳球抽吸香烟的烟雾，将洗耳球内烟雾挤入水中并不断振荡烧杯，使烟雾充分溶解于水中，制备烟雾溶解液。另量取蒸馏水 10ml，将一支香烟的烟叶置于蒸馏水中浸泡 10min，制备烟叶浸出液。

取小白鼠 6 只，编号称重，观察其正常活动。将 1、2、3 号小白鼠分别腹腔注射烟雾溶解液 0.1ml/10g、0.2ml/10g、0.4ml/10g。4、5、6 号小白鼠分别腹腔注射烟叶浸出液 0.1ml/10g、0.2ml/10g、0.4ml/10g。注射后观察各小白鼠的反应。

【实验结果】

将小白鼠给药前后的反应记录于表 3-26。

表 3-26　烟碱的毒性作用

鼠号	给药量（ml/10g）	给药前反应	给药后反应
1			
2			
3			
4			
5			
6			

香烟内烟碱含量的计算如下式。

$$\frac{\text{最小致死量}(0.08\text{mg}/10\text{g})}{\text{最小致死给药量}(\text{ml}/10\text{g})}\times \text{烟雾溶解液或烟叶浸出液总体积（ml）}$$

注：烟碱对小白鼠的最小致死量为 0.08mg/10g。

【思考题】

烟碱受体分为哪几类？主要分布在哪些部位？兴奋时产生何种作用？

（张雨晨）

实验十三　巴比妥类药物的抗惊厥作用

【实验目的】

学习动物惊厥模型的制作方法，观察苯巴比妥钠的抗惊厥作用。

【实验材料】

1. 动物 昆明种小白鼠，体重 18～22g，雌雄不限。

2. 药品 0.5%戊巴比妥钠溶液（pentobarbital sodium），0.5%苯巴比妥钠溶液（phenobarbital sodium），0.08%回苏灵溶液（二甲弗林，dimefline），生理盐水。

3. 器材 1ml 注射器，5 号针头，天平，烧杯。

【实验方法】

取小白鼠 3 只，标记、称重，观察正常活动。

1 号小白鼠腹腔注射苯巴比妥钠溶液 75mg/kg（0.15ml/10g），2 号小白鼠腹腔注射生理盐水 0.15ml/10g，20min 后 1 号和 2 号小白鼠均腹腔注射回苏灵溶液 8mg/kg(0.1ml/10g)。观察小白鼠有无兴奋、惊厥（以后腿伸直为惊厥指标）和死亡发生。

3 号小白鼠预先腹腔注射回苏灵溶液 8mg/kg（0.1ml/10g），待出现惊厥先兆症状后（小白鼠表现为兴奋、竖尾），立即腹腔注射戊巴比妥钠 75mg/kg（0.15ml/10g），观察小白鼠是否出现惊厥或死亡。

【实验结果】

将实验结果填入表 3-27。

表 3-27 巴比妥类药物的抗惊厥作用

动物编号	药物	兴奋	惊厥	死亡
1	苯巴比妥钠+回苏灵			
2	生理盐水+回苏灵			
3	回苏灵+戊巴比妥钠			

【思考题】

常用的抗惊厥药物有哪些？巴比妥类药物抗惊厥的作用机制是什么？

（张雨晨）

实验十四 氯丙嗪的镇静、镇吐与降温作用

一、氯丙嗪的镇静作用

【实验目的】

观察氯丙嗪的镇静作用。

【实验材料】

1. 动物 昆明种小白鼠，18～22g，雄性。

2. 药品 0.08%盐酸氯丙嗪溶液（chlorpromazine hydrochloride），生理盐水。

3. 器材 生理多用刺激仪，电刺激板，烧杯，注射器，电子秤等。

【实验方法】

选 2 只体重相近的小白鼠，放置在电刺激板上，用烧杯罩住，接刺激仪，调节刺激电

流由弱到强，直至小白鼠出现格斗，测定引起小白鼠格斗的最小刺激阈。

上述测试完毕后，将第 1 组小白鼠腹腔注射 0.08%氯丙嗪溶液 8mg/kg（0.1ml/10g），第 2 组小白鼠腹腔注射等容积生理盐水溶液。给药后 20 分钟，分别再以给药前的阈值电压进行刺激，观察两只小白鼠给药前后的反应差异。

【实验结果】

将实验结果填入表 3-28。

表 3-28 氯丙嗪对小白鼠电刺激的作用

组别	药物	潜伏期（s）		最小刺激阈（mV）	
		给药前	给药后	给药前	给药后
1	氯丙嗪				
2	生理盐水				

【思考题】

氯丙嗪镇静的作用机制是什么？

二、氯丙嗪的镇吐作用

【实验目的】

观察氯丙嗪的镇吐作用。

【实验材料】

1. 动物 Beagle 犬，5～10kg，雌雄不限。

2. 药品 1%盐酸氯丙嗪溶液（chlorpromazine hydrochloride），1%盐酸阿扑吗啡溶液（apomorphine hydrochloride），生理盐水。

3. 器材 捕犬夹，2.5ml 注射器，7 号针头。

【实验方法】

取健康成年犬 2 只，称重，标记。

甲犬静脉注射盐酸氯丙嗪 1.5mg/kg（0.15ml/kg），乙犬静脉注射生理盐水 0.15ml/kg，给药 0.5h 后甲乙犬均皮下注射盐酸阿扑吗啡 1.5mg/kg（0.15ml/kg）。1h 后观察犬是否出现呕吐，并记录呕吐次数。

【实验结果】

将实验结果填入表 3-29。

表 3-29 氯丙嗪的镇吐作用

编号	药物	呕吐次数
甲	氯丙嗪	
乙	生理盐水	

【思考题】

氯丙嗪镇吐的作用机制是什么？

三、氯丙嗪的降温作用

【实验目的】

观察氯丙嗪的降温作用及降温特点。

【实验材料】

1. 动物 家兔，1～2kg，雌雄不限。

2. 药品 1%盐酸氯丙嗪溶液，生理盐水，液体石蜡。

3. 器材 兔解剖台，体温计，婴儿秤，注射器，冰袋。

【实验方法】

取家兔 3 只，称重并编号，观察全身状态。

测正常体温：将家兔仰卧固定在兔解剖台上，轻轻抬起兔臀暴露其肛门，将涂有少许液体石蜡的体温计缓慢插入肛门内 4cm，放置 5min 后取出读数，记录体温。

甲兔肌内注射 1%盐酸氯丙嗪溶液 10mg/kg（1ml/kg），并将冰袋放置在腹股沟及腋下降温；乙兔肌内注射等量盐酸氯丙嗪，但不用冰袋降温；丙兔肌内注射等量生理盐水（1ml/kg）并用冰袋放置在腹股沟及腋下降温。分别在给药后 20min、40min、60min 各测体温一次，观察各兔体温变化。

【实验结果】

将实验结果填入表 3-30。

表 3-30 氯丙嗪对家兔的降温作用

编号	药物	条件	给药前体温（℃）	给药后体温（℃）		
				20min	40min	60min
甲	氯丙嗪	冰袋				
乙	氯丙嗪	室温				
丙	生理盐水	冰袋				

【思考题】

氯丙嗪降温有哪些特点？

（欧阳昌汉）

实验十五 药物的镇痛作用

一、化学刺激法

【实验目的】

了解化学刺激法的实验原理，并比较药物镇痛效价的方法。

【实验原理】

腹膜有广泛的感觉神经分布，某些化学物质（如酒石酸锑钾溶液、乙酸等）注入小鼠腹腔，刺激腹腔而引起持久性疼痛，出现扭体反应，表现为腹部两侧内凹、躯体扭曲和后肢伸展、臀部抬高等。中枢性镇痛药（如吗啡等）通过模拟内源性阿片肽激动阿片受体，从而激活整个镇痛系统，阻断痛觉冲动的传导，发挥强大的中枢性镇痛作用；外周性镇痛药（如阿司匹林等）抑制外周病变部位的环加氧酶（COX），使前列腺素（PG）合成减少而减少疼痛。若药物组与生理盐水组比较，扭体反应的发生率减少 50%以上，认为此药有镇痛作用。

【实验材料】

1. 动物　昆明种小鼠，体重 18～22g，雌雄各半。

2. 药品　0.4%盐酸哌替啶溶液（pethidine），7%阿司匹林混悬液（aspirin），生理盐水，0.6%乙酸（acetic acid）。

3. 器材　天平，1ml 注射器，大烧杯，秒表。

【实验方法】

取体重相近的小白鼠 6 只称重，随机分为哌替啶组、阿司匹林组、生理盐水组，每组 2 只，称重并标记，观察每组动物的活动情况。

哌替啶组小白鼠腹腔注射 0.4%盐酸哌替啶溶液 40mg/kg（0.1ml/10g），阿司匹林组小白鼠灌胃 7%阿司匹林混悬液 1400mg/kg（0.2ml/10g），生理盐水组小白鼠灌胃等容量的生理盐水 0.2ml/10g，并计时。

30min 后，3 组小白鼠均腹腔注射 0.6%乙酸溶液 0.2ml/只，观察其活动情况，记录给药后小鼠出现第一次扭体反应的时间（扭体潜伏期）及 15min 内的扭体次数。

【实验结果】

汇总实验室每个小组的结果，将哌替啶组、阿司匹林组和对照组小鼠的初次扭体时间及 15min 内的扭体次数计入表 3-31，计算药物的镇痛百分率。

镇痛百分率（%）=（对照组扭体次数–给药组扭体次数）/对照组扭体次数×100%。

表 3-31　化学刺激法测定药物镇痛作用实验记录

	扭体潜伏期（s）	扭体次数	镇痛百分率（%）
给药组（哌替啶）			
给药组（阿司匹林）			
对照组（生理盐水）			

【注意事项】

1. 乙酸溶液新鲜配制，若放置过久乙酸挥发后作用明显减弱。

2. 室温不能低于 10℃，否则不易发生扭体反应。

3. 哌替啶给药剂量要准确，剂量过大会造成呼吸抑制，剂量过小则不出现作用。

4. 实验结束后，以组为单位，综合实验结果，计算药物的镇痛百分率。

5. 镇痛百分率达到 50%以上才能认为有镇痛作用。

二、热　板　法

【实验目的】

了解热板法的实验原理，学习热板法筛选镇痛药的方法。

【实验原理】

小鼠的足底无毛，皮肤裸露，置于一定温度的热板上，刺激足部产生疼痛反应，表现为舔后爪、踢后腿或跳跃等现象，通过测量小鼠痛阈（常以舔后足出现的时间作为痛阈值），比较给药组和对照组痛阈的差异，判断药物有无镇痛作用。

【实验材料】

1. 动物　昆明种小鼠，体重 18～22g，雌性。

2. 药品　0.4%盐酸哌替啶溶液（pethidine），7%阿司匹林混悬液，生理盐水。

3. 器材　热板仪，天平，1ml 注射器，大烧杯，秒表。

【实验方法】

筛选实验动物：将热板仪调至（55±0.5）℃，将雌性小鼠置于热板上，密切观察小鼠反应，以舔后爪作为疼痛反应的指标，因为该指标比较稳定。记录自小鼠置于热板上到舔后爪的时间，共进行两次，每次间隔 5min，取其平均值为该鼠的痛阈值，用此法筛选痛阈值在 60s 以内的小白鼠供实验用。

取筛选出的小白鼠 6 只，随机分成 3 组，生理盐水对照组、哌替啶给药组和阿司匹林给药组，称重并标记。哌替啶给药组小鼠腹腔注射 0.4%盐酸哌替啶溶液 40mg/kg（0.1ml/10g），阿司匹林给药组灌胃 7%阿司匹林溶液 1400mg/kg（0.2ml/10g），对照组小白鼠灌胃等容量的生理盐水 0.2ml/10g，并计时。

给药后 15min、30min、45min、60min 分别测定各鼠痛阈值，对于 60s 内不舔后爪的小白鼠，应立即取出不再刺激，痛阈值按照 60s 计算。

【实验结果】

1. 汇总实验室各个小组的实验结果，将给药前后小白鼠平均痛阈值及痛阈改变百分率记入表 3-32 中。

痛阈改变百分率（%）=（用药后平均痛阈值–用药前平均痛阈值）/用药前平均痛阈值

2. 以横坐标表示时间，纵坐标表示痛阈改变百分率，绘制出给药后 15min、30min、45min、60min 小白鼠痛阈改变百分率的时效曲线。

表 3-32　热板法测定药物镇痛作用实验记录

组别	动物只数	给药前平均痛阈值（s）	给药后平均痛阈值（s）			痛阈改变百分率（%）		
			15min	30min	60min	15min	30min	60min
给药组（哌替啶）								
给药组（阿司匹林）								
对照组								

【注意事项】

1. 大多数小白鼠在热刺激下表现不安状态，为举前肢、抬后肢、跳跃等，但以上指标都不宜作为疼痛指标，只有舔后爪指标比较稳定，一般以舔后爪作为疼痛反应。

2. 热板法个体差异大，实验动物应预先筛选，痛阈值在 60s 以内为敏感鼠，可供试验用。

3. 热板法不能选用雄性小白鼠，因雄性小白鼠遇热时阴囊松弛下垂，与热板接触影响实验结果。

4. 动物体重对实验结果有影响，小白鼠的体重以 20g 左右为宜。

5. 测定痛阈值时若 60s 内无反应时立即取出，以免烫伤足部，其痛阈值按 60s 计。

【思考题】

哌替啶、阿司匹林镇痛作用机制及临床应用分别是什么？

（任　平）

实验十六　吗啡急性中毒所致呼吸抑制的解救

【实验目的】

了解测定动物呼吸实验的方法，观察中枢兴奋药尼可刹米对中枢抑制药吗啡所致呼吸抑制的解救作用。

【实验原理】

大剂量吗啡抑制延髓呼吸中枢，可引起呼吸停止至死亡，治疗剂量呼吸中枢兴奋药尼可刹米直接兴奋延髓呼吸中枢，提高呼吸中枢对 CO_2 的敏感性，并可刺激颈动脉体化学感受器反射性兴奋呼吸中枢，拮抗急性吗啡中毒所致的呼吸抑制。

【实验材料】

1. 动物　家兔，体重 2～3kg，雌雄不限。

2. 药品　1%盐酸吗啡溶液（morphine hydrochloride），5%尼可刹米溶液（nikethamide），20%乌拉坦。

3. 器材　磅秤，兔手术台，手术剪，线，纱布，止血钳，镊子，气管插管，三通管，头皮针，注射器，压力换能器，BL-420E 生物机能实验系统等。

【实验方法】

取家兔 1 只，称重，从耳缘静脉注射 20%乌拉坦 5ml/kg 麻醉家兔，仰卧位固定于兔手术台上。颈部正中备皮，从甲状软骨向下做 5～7cm 长的切口，钝性分离肌肉，暴露气管，在甲状软骨下 0.5～1.0cm 处两个软骨环之间剪开气管，使之呈倒“T”形，插入气管插管，并用线绑紧固定。

连接压力换能器和 BL-420E 生物机能实验系统，打开电脑生物机能实验系统软件，并定标，调零（省略），用鼠标选择菜单条上“输入信号”中的“1 通道”菜单项，以弹出“1 通道”菜单项，在“1 通道子菜单”中选择“呼吸”信号，使用鼠标单击工具条上的“启动波形显示”命令按钮，或者从“基本功能”菜单中选择“启动波形显示”命令项。此时在 1 通道显示窗口中显示家兔正常呼吸曲线。

用生物信号处理采集系统监测一段正常呼吸曲线，稳定 5min 后进行如下实验。

（1）从耳缘静脉缓慢注射 1%盐酸吗啡溶液 1.5ml/kg，观察并记录呼吸频率及幅度的变化。

（2）待呼吸频率明显减慢，幅度显著降低，出现明显的呼吸抑制时，立即由耳缘静脉缓慢注射 5%尼可刹米 1ml/kg，观察并记录呼吸有何变化。

（3）待呼吸抑制缓解后，快速耳静脉注射尼可刹米 0.5ml 左右，观察惊厥是否出现。

【实验结果】

将给药前后呼吸频率和幅度记入表 3-33 中。

表 3-33　尼可刹米对吗啡急性中毒所致呼吸抑制的解救作用

	给药前（正常呼吸）	注射吗啡后呼吸	注射尼可刹米后呼吸
呼吸幅度（cm）			
呼吸频率（次/分）			

【注意事项】

1. 注射吗啡应缓慢，以便控制剂量到刚好引起间歇性的潮式呼吸。

2. 尼可刹米应事先准备好，一出现呼吸抑制应立即注射，否则不能对抗吗啡的呼吸抑制作用。注射尼克刹米速度不宜过快，否则容易引起惊厥。

3. 家兔应固定好，以免挣扎影响呼吸曲线的描记。

4. 耳缘静脉穿刺时因触动兔耳及针刺激可能引起家兔呼吸变化，需待呼吸恢复正常再向静脉内注射药液。

【思考题】

1. 吗啡中毒的主要症状有哪些？如何诊治？

2. 叙述中枢兴奋药拮抗吗啡中毒的机制。

（任　平）

实验十七　利多卡因的抗心律失常作用

【实验目的】

学习氯化钡诱发心律失常的方法，观察利多卡因的抗心律失常作用。

【实验原理】

氯化钡增加心肌浦肯野纤维 Na^+内流，提高舒张期去极化的速率，同时增加心肌细胞 Ca^{2+}内流而诱发迟后除极和触发活动而引起心律失常。利多卡因属于Ⅰb 类抗心律失常药物，可选择性作用于浦肯野纤维，抑制 Na^+内流，降低自律性，消除折返激动，能延缓心律失常的发生或缩短心律失常持续时间。

【实验材料】

1. 动物　大鼠 2 只，230～250g，雌雄不限。

2. 药品　生理盐水，20%乌拉坦溶液，0.8%氯化钡溶液（barium chloride），0.5%盐酸利多卡因溶液（lidocaine hydrochloride）。

3. 器材　心电图机，台秤，大鼠手术台，剪刀，镊子，注射器，头皮针，棉球等。

【实验方法】

取大鼠 2 只（要求性别相同，体重接近），称重并编号。

甲鼠腹腔注射20%乌拉坦溶液1000mg/kg（0.5ml/100g），待麻醉完全后将其背位固定于大鼠手术台上，在大鼠一侧大腿内侧触及股动脉搏动处，顺其走向剪开约2cm长切口，暴露股静脉，插入头皮针并固定，以备注射药物。

心电图机上针形电极（用生理盐水湿润）按红、黄、蓝、黑的顺序，分别插入（向心）右前、左前、左后及右后肢远端皮下，并描记一段正常Ⅱ导联心电图。然后静脉注射0.8%氯化钡溶液4mg/kg（0.05ml/100g），再射生理盐水0.01ml/100g。连续描记30s内的心电图后，分别描记第1min、2min、4min、8min、10min时的心电图，观察是否出现室性期前收缩（VP）、室性心动过速（VT）、心室纤颤（VF）、心室扑动、阵发性室上性心动过速等多种心律失常。同时密切监视心电图变化，直至恢复窦性心律，记录此时间为心律失常的持续时间。

乙鼠操作同上，用20%乌拉坦溶液1000mg/kg（0.5ml/100g）麻醉并用0.8%氯化钡溶液4mg/kg（0.05ml/100g）诱发心律失常。在出现心律失常的心电图后，立即静脉注射0.5%盐酸利多卡因溶液 5mg/kg（0.1ml/100g），按上述时间要求描记心电图。以能否制止心律失常或心律失常持续时间的长短作为指标与甲鼠进行比较，以判定利多卡因是否有抗心律失常作用。

【实验结果】

将各时期心电图结果贴入实验报告及实验结果填入表3-34。

表3-34 利多卡因对氯化钡诱发大鼠心律失常的影响

鼠号	给药前	0.8%氯化钡溶液	0.5%盐酸利多卡因溶液	心律失常持续时间
甲				
乙				

【思考题】

利多卡因治疗哪种类型的心律失常效果较好？为什么？过量会出现什么结果？

（郭 霜）

实验十八 普萘洛尔对肾上腺素所致心动过速的治疗作用

【实验目的】

观察普萘洛尔对肾上腺素所致心动过速的治疗作用。

【实验材料】

1. 动物 SD大鼠，230～250g，雌雄不限。

2. 药品 20%乌拉坦溶液，0.1%盐酸肾上腺素溶液，0.1%普萘洛尔溶液（propranolol），0.1%硫酸阿托品溶液。

3. 器材 心电图机，台秤，大鼠手术台，剪刀，镊子，注射器，头皮针，棉球等。

【实验方法】

取大鼠一只，称重，腹腔注射20%乌拉坦1000mg/kg（0.5ml/100g），待麻醉完全后将其背位固定于大鼠手术台上，在大鼠一侧大腿内侧触及股动脉搏动处，顺其走向剪开约 2cm 长切口，暴露股静脉，插入头皮针并固定，以备注射药物。

心电图机上针形电极（用生理盐水湿润）按红、黄、蓝、黑的顺序，分别插入（向心）右前、左前、左后及右后肢远端皮下，并描记一段正常Ⅱ导联心电图。静脉快速注射 0.1%盐酸肾上腺素溶液 1mg/kg（0.1ml/100g），观察心率变化，连续记录 6～30sⅡ导联心电图。心率明显增快时，从静脉缓慢注射 0.1%普萘洛尔溶液 2mg/kg（0.2ml/100g），2min 内注毕，继续观察心率变化，并连续记录给药后 6～30sⅡ导联心电图。若此时出现明显的心动过缓，则静脉注射 0.1%硫酸阿托品溶液 4mg/kg（0.4ml/100g），记录心电图，观察记录结果。

【实验结果】

将实验结果填入表 3-35。

表 3-35 普萘洛尔对肾上腺素所致心动过速的治疗作用

		心率（次/分）	心律变化
肾上腺素	给药前		
	给药后		
普萘洛尔			
阿托品			

【思考题】

阐述普萘洛尔对肾上腺素所致心动过速的治疗作用机制。

（郭 霜）

实验十九 维拉帕米对心肌缺血再灌注损伤大鼠的影响

【实验目的】

学习心肌缺血再灌注损伤模型的制备方法，观察维拉帕米对大鼠脑缺血再灌注损伤的保护作用。

【实验材料】

1. 动物 SD 大鼠，体重 250～280g，雄性。

2. 药品 0.01%维拉帕米溶液（verapamil），20%乌拉坦溶液。

3. 器材 小动物呼吸机，BL-420E 多通道生物机能实验系统，手术器材一套。

【实验方法】

1. 实验分组及模型制备 取 SD 雄性大鼠 15 只，称重，编号，随机分为假手术组、模型组和维拉帕米给药组。20%乌拉坦 1000mg/kg（0.5ml/100g）腹腔注射麻醉后，仰位固定于鼠板上。采用 BL-420E 多通道生物机能实验系统持续记录肢体Ⅱ导联心电图。颈部正中切口行气管插管，连接小动物呼吸机（潮气量 3～4ml/100g，呼吸频率 55～60 次/分，呼吸比为 2∶1），分离一侧股静脉并插管备用。左胸前壁备皮，沿大鼠左侧胸骨第 4 肋间开胸，钝性分离肌肉，用止血钳撑开第 4 肋间隙，剥离心包膜，即可暴露心脏。用细小带线圆针在肺动脉圆锥与左心耳之间距左心耳下缘 2mm 处的冠状动脉左前降支穿一细线，以备结扎使用。心电图恢复并稳定 10min 后，经股静脉插管给予维拉帕米溶液 0.25mg/kg（0.25ml/100g）或等容积生理盐水。10min 后收紧丝线，将一直径为 2mm 的硅胶管置于结扎线和血管之间，硅胶管压迫冠脉前降支造成心肌缺血。缺血 30min 后剪短结扎线以恢复冠脉血流，再灌注 2h。假手术组仅穿线不结扎。

结扎成功的标志：①心电图 ST 段抬高；②结扎线下心肌发绀；③结扎 5～10min 后会伴有室性心律失常发生。心肌再灌注成功的标志：心电图 ST 段下降。

2. 心律失常评分标准　记录在缺血 30min 内出现的室性期前收缩（VP）、室性心动过速（VT）、心室纤颤（VF）发生的阵数和持续时间。

（1）0 分：VP 数<5。

（2）1 分：VP 数≥5。

（3）2 分：只有 1 次<60s 的 VT。

（4）3 分：有多次 VT，总持续时间<60s，或只有 1 次≥60s。

（5）4 分：有多次 VT，总持续时间≥60s。

（6）5 分：可恢复的 VF。

（7）6 分：不可恢复的 VF。

3. TTC 染色心肌梗死体积测定　大鼠心肌缺血再灌注结束后，重新结扎冠状动脉左前降支，经颈外静脉注射 0.1%伊文思蓝，迅速取出心脏，–20℃冰冻 30min，在结扎线下平行于冠状沟将左心室横切 5 片，在 2%TTC 溶液中 37℃染色 7min，染色过程中可轻轻震荡，以便染色均匀。然后放入 4%多聚甲醛溶液中固定 24h，固定后吸干表面水分，用精密分析天平称得白色梗死部位重量（ISW）和砖红色的缺血危险区重量（AARW）和左心室重量（LY）。

相对梗死体积（%）=梗死部位重量/左心室重量×100%。

【实验结果】

将实验结果填入表 3-36 和表 3-37。

表 3-36　维拉帕米对心肌缺血损伤大鼠心律失常的影响

药物	心律失常评分
假手术组	
对照组	
维拉帕米组	

表 3-37　维拉帕米对心肌缺血再灌注损伤大鼠心肌梗死体积的影响

药物	ISW	AARW	LY	相对梗死体积（%）
假手术组				
对照组				
维拉帕米组				

【思考题】

试述心肌缺血再灌注发生的机制及药物干预的靶点。

（欧阳昌汉）

实验二十　尼莫地平对脑缺血再灌注损伤大鼠的保护作用

【实验目的】

学习局灶性脑缺血再灌注损伤模型的制备方法，观察尼莫地平对大鼠局灶性脑缺血再灌注损伤的保护作用。

【实验材料】

1. 动物　SD 大鼠，体重 200～220g，雄性。

2. 药品　10%水合氯醛溶液（chloral hydrate），0.1%尼莫地平溶液（nimodipine），碘伏（iodophor）。

3. 器材　尼龙线（直径约 0.24mm），手术器材一套（手术刀，止血钳 2 把，弯镊 2 把，直镊 1 把，眼科剪 1 把，动脉夹 1 个）及相关实验器材。

【实验方法】

1. 实验分组及模型制备　15 只大鼠随机分为假手术组、模型组和尼莫地平给药组。大鼠称重，10%水合氯醛 300mg/kg（0.3ml/100g）腹腔注射麻醉，仰卧位固定于鼠板上，备皮，颈部正中切口。沿胸锁乳突肌内缘钝性分离肌肉和筋膜，应避免损伤甲状腺及甲状旁腺，分离并游离出左颈总动脉、颈外动脉及颈内动脉，穿线备用。用动脉夹暂时夹闭颈内动脉，结扎颈外动脉近心端及左颈总动脉，在颈总动脉与颈内动脉近分叉处剪一小口，将尼龙线自切口经颈内动脉轻轻插入至大脑中动脉，插入深度约为 18mm，然后在切口处用丝线结扎并固定尼龙线，缝合皮肤。缺血 2h 后，再次麻醉大鼠，将栓塞线向外轻轻拔出至颈内外动脉分叉处。假手术组仅将尼龙线插至颈内外动脉分叉处。术后 0h、1h、2h、3h 腹腔注射尼莫地平 5mg/kg（0.5ml/100g）或等量生理盐水。

2. 神经缺陷评分　按照 Longa 评分标准，待大鼠清醒后及大鼠脑缺血再灌注损伤 4h 后进行神经行为学评分，评分标准如下所示。①0 分：正常，无神经病学征象；②1 分：不能完全伸展右前肢；③2 分：行走时向右侧转圈；④3 分：行走时向右侧跌倒；⑤4 分：不能行走，意识水平下降。

3. TTC 染色脑梗死体积测定　大鼠脑缺血再灌注损伤结束后，水合氯醛深度麻醉，断头取脑，–20℃下速冻 20min，然后连续冠状切片成 6～8 片，每片厚约 1mm。将脑片置入 2% TTC-PBS 溶液中（pH=7.4），37℃水浴环境中染色 5～8min，染色过程中可轻轻震荡，以便染色均匀。然后以 4%多聚甲醛固定，24h 后拍照并输入计算机，采用 Image-Pro plus 5.0 图像处理软件分析梗死体积（红色区为正常脑组织，白色区为梗死脑组织），然后根据以下公式计算出各脑片梗死体积。

脑相对梗死体积（%）=梗死体积/总体积×100

【实验结果】

将实验结果填入表 3-38。

表 3-38　尼莫地平对大鼠神经缺陷评分和脑相对梗死体积的影响

药物	神经缺陷评分	相对梗死体积（%）（Mean±SD）
假手术组		
模型组		
尼莫地平给药组		

【思考题】

尼莫地平对大鼠脑缺血再灌注损伤的保护作用机制是什么？

（欧阳昌汉）

实验二十一　强心苷对家兔心衰的治疗作用、毒性反应及中毒解救

【实验目的】

1. 学习急性心衰模型的制备方法。

2. 观察强心苷对衰竭心脏的强心作用及过量引起的毒性反应。

3. 学习强心苷中毒的解救方法。

【实验原理】

大剂量戊巴比妥钠可造成家兔急性心力衰竭。强心苷能改善衰竭心脏的血流动力学，加强左心室功能，但过量强心苷易引起室性心律失常。在家兔心衰模型应用强心苷时，随着剂量的增加，可观察到强心苷的治疗作用和毒性反应。利多卡因轻度阻滞钠通道，是目前治疗室性心律失常的首选药，可用于强心苷引起的心脏毒性的解救。

【实验材料】

1. 动物　家兔，2.5～3.0kg，雌雄不限。

2. 药品　3%戊巴比妥钠溶液（pentobarbital sodium），20%乌拉坦溶液，生理盐水，毒毛花苷 K（strophanthin K），1000U/ml 肝素生理盐水，0.25%利多卡因溶液。

3. 器材　BL-420E 生物机能实验系统，压力换能器，动物人工呼吸机，微量注射泵。

【实验方法】

1. 麻醉与手术　家兔耳缘静脉注射 20%乌拉坦 1000mg/kg（5ml/kg），麻醉后仰卧位固定于手术台上，剪去颈部毛发，切开颈部皮肤，分离气管和左、右颈总动脉。气管插管，连接人工呼吸机（参数设定：呼、吸时比为 1.5∶1，呼吸频率为 31 次/分，潮气量为 10ml/kg）。启动 BL-420E 生物机能实验系统，将四根针形电极分别插入四肢皮下（红——右上肢，黄——左上肢，绿——左下肢，黑——右下肢），并与 BL-420E 生物机能实验系统 1 通道连接，记录Ⅱ导联心电图。左颈总动脉插管，将换能器与 2 通道连接，记录血压（BP）。右颈总动脉插管，然后缓缓推进，使其通过主动脉瓣到达左心室（以左室舒张压出现负值为判断指标），固定导管，将换能器与 3 通道连接，记录心率（HR）和左心室内压，指标包括左室收缩压（LVSP）、左室舒张末期压（LVEDP）、左室平均压（LMVP）、左室内压最大上升（$+dp/dt_{max}$）和下降速率（$-dp/dt_{max}$）等。

2. 建立急性心衰模型　家兔经另侧耳缘静脉注射 1000U/ml 肝素生理盐水 1ml/kg，使全身肝素化后，将 3%戊巴比妥钠经微量注射泵以 0.5ml/min 速度由颈静脉恒速输注，以 LVSP 下降到给药前水平的 40%～50%为急性心衰指标，此时停止输注戊巴比妥钠。稳定 10min 后再次记录上述各项指标。

3. 观察强心苷的治疗作用、心脏毒性 将 0.125mg/ml 的毒毛花苷 K（一般准备 6ml）以 0.3ml/min 的速度经颈静脉恒速输注，每 5min 记录一次上述各指标，观察强心苷的强心作用及心脏毒性（以心电图上出现心律失常为中毒标志）。

4. 强心苷中毒的解救 密切观察心电图变化，当出现心脏毒性后，立即通过耳缘静脉缓慢注射 0.25%利多卡因 2.5mg/kg，观察心电图和心功能指标的变化。

【实验结果】

将心功能指标和心电图变化记录于表 3-39，并剪辑、打印相关图形。

表 3-39 强心苷类药物对心衰的治疗作用及其毒性反应

指标	心功能指标							心电图变化
	HR（次/分）	BP（mmHg）	LVSP（mmHg）	LVEDP（mmHg）	LMVP（mmHg）	$+dp/dt_{max}$（mmHg/s）	$-dp/dt_{max}$（mmHg/s）	
给药前								
戊巴比妥钠								
毒毛花苷 K								
利多卡因								

【注意事项】

1. 动脉插管前，导管内应充满含有肝素的生理盐水，不能有气泡残留或渗漏现象。

2. 左心室插管时，动作应轻柔，缓缓推进，边插入边观察血压变化，避免刺穿心脏；如导管前端抵达主动脉瓣口而不易进入左心室时，可将导管稍微退出一点，改变角度或抖动导管向前推进，这样可使导管顺利插入左心室。

3. 仔细观察心电图变化，严格掌握抢救指征。

4. 利多卡因静脉注射速度宜慢，以免引发心律失常。

【思考题】

1. 强心苷治疗心力衰竭的机制是什么？

2. 强心苷的毒性反应有哪些？如何防治？

（李炎坤）

实验二十二 药物对家兔急性右心衰竭的治疗作用

【实验目的】

学习急性右心衰竭模型的制备方法，观察药物对急性右心衰竭的保护作用。

【实验材料】

1. 动物 家兔，体重 2～2.5kg。

2. 药品 3%戊巴比妥钠溶液，20%乌拉坦溶液，0.25mg/ml 毒毛花苷 K 注射液，呋塞米注射液，肝素生理盐水，生理盐水。

3. 器材 BL-420E 多通道生物机能实验系统，压力换能器，中心静脉压测定装置，静脉输液装置，注射器，手术器材一套。

【实验方法】

家兔称重后，用 20%乌拉坦 1000mg/kg（5ml/kg）经耳缘静脉缓慢注射麻醉，随后将麻醉家兔仰卧位固定于兔手术台上。颈前部剪毛，正中切口，逐层分离皮下组织和肌肉，游离出左颈总动脉和右侧颈外静脉，穿线备用。

静脉插管：经耳缘静脉注入肝素生理盐水 1mg/kg 后，将右侧颈外静脉远心端结扎，在靠近结扎处向心方向做一“V”形切口，向心方向插入静脉插管（预先充满肝素生理盐水与连接有中心静脉压测定装置），插入深度 5～6cm，丝线结扎固定。

动脉插管：将左侧颈总动脉的远心端用丝线结扎，近心端用动脉夹夹闭。眼科剪在结扎处的近心端向心方向做一“V”形切口，然后向心脏方向插入与压力换能器相连的动脉插管（预先充满肝素生理盐水），最后用丝线将插管与动脉结扎并固定。将压力换能器的输入端与 BL-420E 生物机能实验系统的 2 通道相连，启动生物机能实验系统。

家兔静卧数分钟，待记录的动脉血压曲线和中心静脉压值稳定后，记录此时的呼吸频率、心率、动脉血压（收缩压和舒张压）和中心静脉压（CVP）。随后经家兔耳缘静脉缓慢注入碳素墨水 1ml/kg，密切观察动物血压、中心静脉压及呼吸频率的变化。通过静脉插管以 5ml/（kg · min）的速度输入生理盐水，进一步观察上述指标的变化。

急性右心衰竭模型的治疗：当证实家兔出现明显的急性右心衰竭时，尝试采取以下抢救措施。经耳缘静脉注射呋塞米 5ml/kg；耳缘静脉注射 0.25mg/ml 毒毛花苷 K 注射液，观察动脉血压、中心静脉压、呼吸及心率的变化。

【实验结果】

将实验结果填入表 3-40。

表 3-40　呋塞米和毒毛花苷 K 对家兔急性右心衰竭的治疗作用

观测指标	给药前				给药后			
	心率	收缩压	舒张压	静脉压	心率	收缩压	舒张压	静脉压
生理盐水								
呋塞米								
毒毛花苷 K								

【思考题】

呋塞米和强心苷治疗心力衰竭的药理学机制是什么？

（欧阳昌汉）

实验二十三　药物的促凝和抗凝作用

【实验目的】

学习凝血药和抗凝血药实验方法，掌握其作用机制。

【实验材料】

1. 动物　昆明种小鼠，18～22g，雄性。

2. 药品　0.9%氯化钠（chloride sodium），止血敏（酚磺乙胺，etamsylate），0.5%肝素

溶液（heparin solution），0.1%氯化钙（calcium chloride）。

3. 器材 1mm 毛细玻璃管，小试管，玻片和秒表。

【实验方法】

1. 体外法 氯化钙法：取甲乙两组小试管（每组 3 支），分别加肝素 0.7ml 后，甲组每管加生理盐水 0.2ml，乙组每管加 1.25%止血敏溶液 0.2ml。每管再加 0.1%的氯化钙 0.1ml 混匀。37℃恒温水浴，每隔半分钟取出试管轻轻倾斜，观察血液流动性，记录试管倾斜时血液不流动的时间，血凝时间即为放入恒温水浴至血液不流动的时间。求出各组平均值。

2. 体内法 小鼠随机分为甲乙两组，每组 10 只。甲组腹腔注射生理盐水 0.2ml/10g，乙组腹腔注射 2.5%止血敏溶液 0.2ml/10g，30～40min 后测血凝时间。

（1）毛细玻管法：内径 1mm 毛细玻璃管自球后静脉丛取血。血液注满毛细玻璃管后，移放于桌上，立即用秒表计时。每隔半分钟，轻轻将毛细玻璃管折断 3～5mm，并缓慢向左右拉开，观察折断处是否有血丝，至血丝开始出现时，所经历的时间即为血凝时间。

（2）玻片法：按球后静脉丛法取血。在清洁干燥的玻片两端各滴一滴血，直径约 5mm。立即用秒表记录时间，每隔半分钟用清洁针头或大头针自血滴边缘向里轻轻挑动，观察是否有血丝被挑起。至开始挑起血丝时为止，所经历时间即血凝时间。

【实验结果】

将实验结果填入表 3-41。

表 3-41 药物的凝血时间

药物	小鼠数目（只）	剂量（g/kg）	血凝时间均值
生理盐水			
止血敏			

【思考题】

止血敏作用机制是什么？

（张又枝）

实验二十四 药物对小鼠的抗缺氧作用

【实验目的】

观察普萘洛尔对提高小鼠耐缺氧能力的作用，了解用小鼠进行耐缺氧的实验方法。

【实验原理】

异丙肾上腺素为 β 肾上腺素受体激动药，能激动 β_1 受体，对心脏的兴奋作用强大，可使心肌收缩力增强，心率加快，传导加速，心排血量增多，并明显增加心肌耗氧量，同时可促进糖原和脂肪分解，增加组织耗氧量。

【实验材料】

1. 动物 昆明种小白鼠，18～22g，雌雄不限。

2. 药品 0.1%盐酸普萘洛尔溶液，生理盐水，0.05%异丙肾上腺素（isoprenaline），碱石灰（soda lime），凡士林（vaseline）。

3. 器材　电子天平，大烧杯，250ml 广口瓶，纱布，1ml 注射器，针头，棉签。

【实验方法】

抓取小白鼠 3 只，称重，标号，并观察正常表现。然后 1 号、2 号小鼠腹腔注射 0.05%异丙肾上腺素 0.2ml/10g，3 号小鼠腹腔注射生理盐水 0.2ml/10g 作为对照。给药后观察小鼠的表现。

15min 后 1 号小鼠腹腔注射 0.1%盐酸普萘洛尔溶液 5mg/kg（0.2ml/10g），2 号、3 号小鼠腹腔注射生理盐水 0.2ml/10g，给药后观察小鼠的表现。

3min 后，取 250ml 玻璃磨砂广口瓶 3 个，瓶内分别放入 6g 用纱布包裹的碱石灰，并用凡士林薄涂瓶塞周围，盖入瓶塞，立即以秒表计算时间，记录各鼠停止呼吸（死亡）时间。

【实验结果】

将实验结果填入表 3-42。

表 3-42　普萘洛尔的抗缺氧作用

编号	体重（g）	第一次给药		第二次给药		存活时间（min）
		药物	给药量（ml）	药物	给药量（ml）	
1						
2						
3						

【注意事项】

1. 缺氧瓶必须完全密闭不漏气，可用凡士林涂在瓶口。

2. 小鼠腹腔注射部位应稍靠左下腹，勿损及肝脏，还应避免将药液注入肠腔或膀胱。

3. 注意室温，保持在 25℃左右。

【思考题】

普萘洛尔对小鼠抗缺氧能力的作用机制是什么？

（王　诗）

实验二十五　呋塞米对麻醉家兔的利尿作用

【实验目的】

学习利尿药的实验方法，观察利尿药对水、电解质排泄的影响，掌握其作用机制。

【实验材料】

1. 动物　家兔，1.5～2.0kg，雌雄不限。

2. 药品　20%乌拉坦，1%呋塞米（furosemide），50%葡萄糖（glucose），0.9%氯化钠（chloride sodium）。

3. 器材　2ml、20ml 注射器，50ml 烧杯，导尿管，10ml 量筒。

【实验方法】

取家兔 1 只，称重，20%乌拉坦 1000mg/kg（5ml/kg）经耳缘静脉注射麻醉，背位固定于兔台上。于耻骨联合前正中切开腹部皮肤 4～6cm，暴露膀胱。结扎尿道内口，在膀胱游离部做荷包缝合，然后剪开小口插入导尿管并固定。

静脉注射生理盐水 20ml 作为水负荷。30min 后依次静脉注入下列各药：生理盐水 0.5ml/kg，50%葡萄糖 0.5ml/kg，呋塞米 0.5ml/kg，观察并记录各药给药后每分钟尿液滴数及 20min 尿量。同时可按照下述方法测定尿液中 Na^+含量。

【实验结果】

将实验结果填入表 3-43。

表 3-43　呋塞米的利尿作用

药物	尿液滴数（滴/分）	尿液量（ml）	Na^+含量
生理盐水			
50%葡萄糖			
1%呋塞米			

【思考题】

为什么呋塞米是高效能利尿药？

附：比浊法测定尿中 Na^+浓度

【实验原理】

用无水乙醇沉淀尿中蛋白得无蛋白尿滤液，其中钠与焦性锑酸钾作用生成焦性锑酸钠沉淀，与标准管比较求其 Na^+浓度。

化学反应式如下所示。

$$NaCl + K[Sb(OH)_6] \longrightarrow Na[Sb(OH)_6] + KCl$$

【实验材料】

1. 钠标准液（1ml=0.15mg）　取 0.38g 氯化钠加水 50ml 溶解，再以无水乙醇加至 100ml，充分混匀后备用。

2. 无水乙醇

3. 2%焦性锑酸钾　取焦性锑酸钾 10g，溶于 500ml 蒸馏水中，煮沸 3～5min，用冷水冷却，加 10%氢氧化钾 15ml，过滤后保存于棕色玻璃瓶中备用。

【实验方法】

取尿 0.1ml 加无水乙醇 1.9ml，置于离心管中，用力振摇后放置 10min，2500r/min 离心 5min，取上清液按表 3-44 程序操作。

表 3-44　比浊法测定尿中 Na^+浓度

试剂	标准管	测定管	空白管
尿上清液（ml）	—	0.5	—
钠标准液（ml）	0.5	—	—
2%焦性锑酸钾（ml）	5.0	5.0	5.0

操作完毕后，混匀，用分光光度计在波长520nm处比色，以空白调零点，读吸光度值(A_{520})。计算公式如下所示。

$$钠浓度（mg/ml）=测定管A_{520}\times 0.075/标准管A_{520}/0.025$$

$$总钠量=钠（mg/ml）\times 10min内尿量$$

【注意事项】

1. 加无水乙醇后应用力振摇，使迅速沉淀，蛋白颗粒均匀。

2. 标准液须临用前现配。

3. 操作完毕立即比色，久置颗粒变粗影响结果。

（王　诗）

实验二十六　药物对小鼠小肠蠕动的影响

【实验目的】

学习胃肠道推进运动实验法，观察不同药物对小鼠肠蠕动的影响。

【实验材料】

1. 动物　昆明种小白鼠，18～22g，雌雄不限。

2. 药品　生理盐水，0.001%新斯的明（neostigmine），0.1%阿托品，5%酚酞片（phenolphthalein），墨水（carbon ink）。

3. 器材　电子秤，1ml注射器，灌胃针头，组织剪，眼科镊，直尺，烧杯。

【实验方法】

取禁食12h的小鼠8只，分为4组，每组2只，分别称重标记。其中第1组小鼠给予生理盐水0.2ml/10g灌胃；第2组小鼠给予0.001%新斯的明溶液0.2ml/10g灌胃；第3组小鼠给予0.1%阿托品0.2ml/10g灌胃；第4组小鼠给予5%酚酞片溶液0.2ml/10g灌胃。

15min后每只小鼠均给予墨水0.2ml/只灌胃。再过10min后将小鼠颈椎脱臼处死，立即解剖，去除肠系膜，然后将小肠从幽门至回盲部全段剪下，将肠管拉成直线，放于实验台上，先测小肠的全长，再测墨汁移动的距离，计算墨汁向前推进的百分率，公式如下所示。

$$小肠推进率（\%）=墨汁移动的距离/小肠全长\times 100\%$$

$$小肠全长=幽门至回盲部的长度$$

【实验结果】

将实验结果填入表3-45。

表3-45　药物对小肠蠕动的影响

组别	剂量（mg/kg）	小肠总长度（cm）	小肠推进率（%）
生理盐水			
新斯的明			
阿托品			
酚酞片			

【注意事项】

（1）给药量应准确，各鼠灌药与处死时间必须一致。

（2）测量肠管长度应避免过度牵拉。

（3）墨汁向前可有中断现象，应以推进最远处为测量终点。

【思考题】

新斯的明、阿托品、酚酞片对胃肠道各有何作用？作用机制是什么？

（王　诗）

实验二十七　可待因的镇咳作用

【实验目的】

学习用浓氨水引咳的方法，观察可待因的镇咳作用，学习量反应资料的显著性检验。

【实验材料】

1. 动物　昆明种小白鼠，18～22g，雌雄不限。

2. 药品　磷酸可待因溶液（codeine phosphate），浓氨水（concentrated ammonia），生理盐水。

3. 器材　鼠笼，天平，灌胃器，棉球，大烧杯。

【实验方法】

每组取 10 只小白鼠，称重，标记，随机分两组。实验组可待因溶液 0.2ml/10g 灌胃，对照组生理盐水 0.2ml/10g 灌胃，每只小白鼠给药间隔 4min 左右；给药 30min 后将小白鼠扣入 500ml 烧杯中，再将注入 0.2ml 浓氨水的棉球迅速放入烧杯中，立即记录小白鼠的咳嗽潜伏期和 2min 内的咳嗽次数。

【实验结果】

将实验结果填入表 3-46。

表 3-46　可待因的镇咳作用

药物	咳嗽潜伏期（s）	2min 内的咳嗽次数
生理盐水		
可待因		

【思考题】

可待因镇咳作用的机制是什么？

（蔡　飞）

实验二十八　药物对家兔的祛痰作用

【实验目的】

学习用酚红呼吸道排泌实验筛选祛痰药的实验方法，观察祛痰药对呼吸道痰液的影响。

【实验材料】

1. 动物　家兔，1～2kg，雄性。

2. 药品　0.25%、5%碳酸氢钠（sodium hydrogen carbonate）、3%戊巴比妥钠（pentobarbital sodium），5%氯化铵（furosemide），0.9%氯化钠（chloride sodium）。

3. 器材　722 型分光光度计，2ml、20ml、50ml 注射器，50ml 烧杯，止血钳，眼科剪，导尿管，10ml 量筒。

【实验方法】

取家兔 2 只，称重，氯化铵组灌胃氯化铵 0.4g/kg（5ml/kg），生理盐水组给予同体积的生理盐水。给药后 1h，耳缘静脉注射酚红 10ml/kg，再隔 30min 后处死家兔，分离出气管，并将其剪成“T”字形，插入一端连有 50ml 注射器的“T”形管，反复用 5%碳酸氢钠溶液清洗气管 3 次，收集清洗液，用 722 型分光光度计在 546nm 处测定其光密度，收集全部数据，算出给药组和对照组的平均值。

【实验结果】

将实验结果填入表 3-47。

表 3-47　药物的祛痰作用

药物	动物只数（N）	剂量（g/kg）	OD 值
生理盐水			
氯化铵			

【思考题】

氯化铵的祛痰作用机制是什么？

（张又枝）

实验二十九　糖皮质激素的抗炎作用

一、氢化可的松对大鼠炎性足肿胀的影响

【实验目的】

学习抗炎药物的评价方法，观察氢化可的松对急性炎症的影响，掌握其作用机制。

【实验原理】

炎症的基本病理改变是变性、渗出和增生。大鼠足趾皮下注射致炎剂角叉菜胶，可引起大鼠足趾炎性肿胀。通过测量踝关节处周长，反映其肿胀程度，并可观察药物的抗炎作用。PGE 是炎性介质，在免疫调节中具有重要作用，且其含量与药物的抗炎机制密切相关。

【实验材料】

1. 动物　SD 大鼠，120～180g，雄性。

2. 药品　甲醇（methanol），0.5mol/L KOH-甲醇溶液（potassium hydroxide-methanol solution），0.5%氢化可的松注射液（hydrocortisone），0.9%氯化钠和 1%角叉菜胶（carrageenan）。

3. 器材 天平，鼠盒，台式恒温水浴，722 型可见分光光度计，台式离心机，0.5ml 和 2ml 注射器，刻度离心试管（20ml），软尺和手术剪。

【实验方法】

大鼠 16 只，称重编号，测量右后足踝关节处周长后，给药组腹腔注射氢化可的松 0.6ml/100g，对照组腹腔注射等容量生理盐水。给药后 15min，右后足趾皮下向关节方向注射 1%角叉菜胶 0.1ml/只，分别于注射后 15min、30min、45min、60min、90min 和 120min 测量每只大鼠右后关节处周长，计算肿胀度。

处死大鼠，于踝关节上 0.5cm 处剪下右后足，称重，剥皮，剪碎后放入刻度试管中，加生理盐水 5ml 浸泡 1h，取出足爪，3000r/min 离心 3min。取上清液 0.1ml，加入 0.5mol/L KOH-甲醇溶液 2ml，将试管置于 50℃恒温水浴中异构化 20min，用甲醇稀释至 20ml，在 278nm 处测其光密度（OD）值，每克炎性组织相当的吸收光密度值表示 PGE_2 含量。

计算公式如下所示。

（1）计算给药组与对照组右后足不同时间点的肿胀度

肿胀度=注射角叉菜胶后周长–注射角叉菜胶前周长

（2）计算给药组与对照组右后足 PGE_2 含量

PGE_2 含量 OD=光密度值/足爪重

【实验结果】

将实验结果填入表 3-48。

表 3-48 药物对炎症的作用

组别	鼠号	足爪重（g）	注射角叉菜胶后右后足肿胀度						PGE_2 含量
			15min	30min	45min	60min	90min	120min	OD 值
生理盐水									
角叉菜胶									
氢化可的松									

【思考题】

简述氢化可的松的抗炎作用机制。

二、地塞米松对小鼠炎性耳廓肿胀的影响

【实验目的】

学习抗炎药物的评价方法，观察地塞米松对急性炎症的影响，掌握其作用机制。

【实验原理】

炎症的基本病理改变是变性、渗出和增生。二甲苯刺激小鼠耳部皮肤，可制作出急性炎症的病理模型，观察地塞米松对炎性水肿的抑制作用。本法不需要特殊设备，方法简便，见效快，用药量少，且复制成功率高，适用于抗炎药常规筛选。

【实验材料】

1. 动物 昆明种小鼠，18～22g，雄性。

2. 药品　0.5%地塞米松（dexamethasone），二甲苯（dimethylbenzene），0.9%氯化钠（chloride sodium）。

3. 器材　电子分析天平，耳肿打孔器，手术剪，镊子，1ml 注射器。

【实验方法】

1. 实验分组　取小鼠 20 只，随机分两组：空白对照组（10 只）和地塞米松组（10 只）。每只小鼠约用 0.1ml 二甲苯均匀涂擦在右耳前后两面皮肤，30min 后分别腹腔注射生理盐水 0.1ml/10g 和地塞米松 0.1ml/10g。

2. 记录并计算小鼠右耳肿胀程度　给药后 2h 将实验小鼠颈椎脱臼处死，沿耳廓基线剪下左右两耳，分别用打孔器在同一部位打下圆耳片，用电子天平称重并分别记录结果，用每只小鼠的右耳片重量减去左耳片重量，即可得右耳肿胀程度。

耳的肿胀度的计算公式如下所示。

$$肿胀度=右耳片重量-左耳片重量$$

【实验结果】

将实验结果填入表 3-49。

表 3-49　地塞米松对小鼠耳肿胀程度的作用

组别	用量（ml）	样本数量	耳肿胀度
生理盐水			
0.5%地塞米松			

【注意事项】

1. 涂致炎剂的部位应与取下的耳片相吻合。

2. 打孔器应锋利。

3. 温度、湿度应恒定，并要及时称重。

【思考题】

简述地塞米松和氢化可的松抗炎的区别。

（张又枝）

实验三十　缩宫素对离体子宫平滑肌的兴奋作用

【实验目的】

学习离体子宫的实验方法，观察不同剂量缩宫素对离体子宫平滑肌的兴奋作用。

【实验原理】

不同剂量的缩宫素对子宫的作用不同，小剂量使子宫产生节律性收缩，大剂量则引起强直性收缩。

【实验材料】

1. 动物　昆明种小鼠，体重 25g 以上，雌性未孕。

2. 药品　0.2U/ml、2U/ml 缩宫素（oxytocin），20%乌拉坦，乐氏液（Locke’s solution）。

3. 器材 磅秤，离体肠管实验恒温装置，手术剪，眼科镊，手术镊，止血钳，注射器，培养皿，烧杯，丝线。

【实验方法】

实验前，先调好恒温装置，温度保持在（37±0.5）℃，在浴槽中装入乐氏液，并标记好液面高度。通入 95%O_2 和 5%CO_2 的混合气体（每秒 1～2 个气泡）。

取 25g 以上未孕雌性小白鼠，实验前两日腹腔注射 0.1%雌二醇 0.1ml/kg，使处于动情期，目的是提高标本对缩宫素的敏感性。

颈椎脱臼处死小鼠后剪开腹腔，用眼科镊轻轻将肠管及网膜拨向两侧，于膀胱和直肠间可见淡粉色的“Y”形子宫，轻轻剥离，取出子宫，置于盛有乐氏液的培养皿内，仔细剪去附着在子宫周围的结缔组织，然后将子宫二角相连处剪开，形成左、右两条，取其中一条，用线结扎其两端，一端固定于通气管的小钩上，放入浴槽中，另一端连接在张力换能器上。浴槽的营养液以能浸没子宫为宜，然后静置 15min，待子宫适应后，开始实验。

启动 BL-420E 生物机能实验系统，连接张力换能器于相应通道，将张力换能器固定于铁支架上。

调节静息张力 0.5～1g，调试 BL-420E 生物机能实验系统：设置增移、速度、打印通道、屏幕及曲线色彩等。

进入记录状态：描记一段正常曲线后，再向浴槽中加药物进行实验，步骤如下所示。

（1）加入 0.2U/ml 缩宫素 0.5ml（小剂量），观察子宫平滑肌节律性收缩，作用稳定后，用乐氏液冲洗。

（2）加入 2U/ml 的缩宫素 0.5ml（大剂量），观察子宫平滑肌强直性收缩。

分别观察和记录子宫收缩各项指标的变化，并记录其子宫活动力，主要指标如下所示。①收缩张力：每次舒张的最低点。②收缩强度（幅度）：每次收缩最高点。③收缩频率：以每分钟收缩的次数。④子宫活动力：收缩强度×收缩频率。

【实验结果】

进行图形分析，并将实验结果记入表 3-50。

表 3-50 缩宫素对离体子宫平滑肌的兴奋作用

观察指标	给药前	缩宫素（0.2U/ml）	缩宫素（2U/ml）
收缩张力（mg）			
收缩强度（mg）			
收缩频率（次/分）			
子宫活动力[（mg·次）/min]			

【注意事项】

（1）操作时勿用力牵拉刺激标本，避免标本在空气中暴露时间过长，失去敏感性。

（2）乐氏液以（37±0.5）℃为宜。

（3）整个实验过程中应注意通气状态，避免标本缺氧失活。

（4）连接张力换能器的线不可贴附在浴槽壁上。

（5）药物直接滴入浴槽营养液中，避免碰挂标本拉线。

【思考题】

根据实验结果分析缩宫素对子宫的作用特点，说明其在临床应用的注意事项。

（任 平）

实验三十一 药物对糖尿病大鼠的降糖作用

【实验目的】

学习大鼠糖尿病模型的制备方法，观察胰岛素对糖尿病大鼠的降糖作用，掌握其作用机制。

【实验材料】

1. 动物 Wistar 大鼠，体重 200～250g，雄性。

2. 药品 链脲佐菌素（STZ，streptozotocin），生理盐水，胰岛素（insulin），葡萄糖。

3. 器材 One Touch Ⅱ型（便携式）血糖测试仪，1ml 注射器。

【实验方法】

大鼠自由饮水禁食 12h 后标记称重，每只大鼠腹腔注射剂量为 60mg/kg 的链脲佐菌素。注射后第 3 天、第 7 天测定空腹血糖，血糖浓度≥16.7mmol/L 为造模成功，两次测量血糖值若出现低于 16.7mmol/L 者追加链脲佐菌素 30mg/kg。

取 3 只糖尿病模型大鼠，分为糖尿病对照组、糖尿病治疗 1 组、糖尿病治疗 2 组，分别尾静脉注射等体积生理盐水、胰岛素 1000U/kg、胰岛素 2000U/kg；在室温下观察大鼠的行为有何变化。当出现站立不稳、倒下甚至惊厥时（注射胰岛素后 0.5～1h），立即注射 25%葡萄糖 1ml/kg，密切观察大鼠行为有何改变，并于给予胰岛素 5min 后，剪尾取血 1 滴，滴加于血糖试纸上，用血糖测试仪测定血糖。

【实验结果】

将实验结果填入表 3-51。

表 3-51 药物对糖尿病大鼠的作用

药物	给药前		给药 5min 后	
	血糖值	体征	血糖值	体征
生理盐水				
胰岛素（1000U/kg）				
胰岛素（2000U/kg）				

【注意事项】

控制大鼠所处室温约 20℃，温度过低出现低血糖反应相应延长。

【思考题】

讨论用胰岛素治疗患者时，应注意哪些事项？

（宋 伟）

实验三十二 链霉素中毒及其解救

【实验目的】

观察硫酸链霉素引起大鼠肌肉麻痹及氯化钙和新斯的明的对抗作用。

【实验原理】

氨基糖苷类抗生素用量过大对神经肌肉接头有阻断作用。表现为急性骨骼肌松弛和呼吸麻痹，严重者可因呼吸抑制而死亡。此作用机制是乙酰胆碱的释放需 Ca^{2+}的参与，药物能与突触前膜上“钙结合部位”结合，从而使神经末梢乙酰胆碱释放减少所致。因此，Ca^{2+}可对抗链霉素的这一毒性反应。新斯的明进入机体后，通过可逆性抑制胆碱酯酶活性，使乙酰胆碱不能水解，从而提高突触间隙的乙酰胆碱浓度，加强和延长乙酰胆碱的作用，呈现出全部胆碱能神经兴奋的效应。

【实验材料】

1. 动物 大鼠，250～300g，雌雄不限。

2. 药品 25%硫酸链霉素溶液（streptomycin sulfate solution），5%氯化钙溶液（calcium chloride solution），0.005%新斯的明溶液，生理盐水。

3. 器材 电子天平，0.5ml 注射器，针头，鼠笼。

【实验方法】

分组：每实验小组取大鼠 2 只，分别称重并做好标记。

给药：甲乙两鼠同时肌内注射链霉素 1.25×10^3mg/kg（0.5ml/100g），仔细观察给药后每只大鼠出现反应的时间与症状（呼吸、站立情况、翻正反射）。待症状出现后，甲鼠腹腔注射 5%氯化钙 150mg/kg（0.3ml/100g）和 0.005%新斯的明 0.15mg/kg（0.3ml/100g）；乙鼠症状出现后给予等容量的生理盐水。观察药物干预后各鼠的反应情况。

【实验结果】

密切观察实验现象，综合各组实验结果，填入表 3-52。

表 3-52 链霉素的毒性反应及氯化钙和新斯的明的解救作用

动物	处理阶段	呼吸情况	翻正反射	四肢肌张力
甲	给药前			
	给链霉素后			
	给 $CaCl_2$、新斯的明后			
乙	给药前			
	给链霉素后			
	给生理盐水后			

【注意事项】

给药前密切观察大鼠的初始体征。在实验前做好解救中毒大鼠的准备工作，氯化钙和新斯的明无先后注射顺序。

【思考题】

链霉素引起骨骼肌毒性反应的机制是什么？

（宋　伟）

实验三十三　安慰剂的药理效应

【实验目的】

观察口服阿托品对人体的效应，学会用双盲法排除受试者、观察者及组织者的偏见。

【实验对象】

健康志愿者，男女不限。

【实验材料】

1. 药品　阿托品胶囊（0.3mg/粒），安慰剂胶囊，4%柠檬酸钠，正丁醇。

2. 器材　滴管，10ml 量筒，玻璃漏斗，烧杯，注射器，瞳孔尺，测视力卡片，计时器，观察表。

【实验方法】

每两人一组，一人为受试者，一人为观察者。受试者（无青光眼、幽门梗阻、前列腺肥大病史）随机编号并服药（安慰剂或药物），并记录受试者姓名、年龄、性别、体重于观察表上。

1. 实验步骤　受试者静坐 5～10min 后测试下列四个参数：脉搏、瞳孔直径、视力近点和唾液分泌量。步骤如下。

（1）从给药前 30min 到 0min（见观察表）每隔 10min 测一次上述参数，做出四条完整的记录基线。

（2）0min 记录基线完成后，受试者立即服用实验制备药（安慰剂或药物）。

（3）继续测量和记录上述参数，每 10min 一次（表 3-53）。

2. 参数测量

（1）脉搏：计数腕部脉搏 30s，按每分钟脉搏记录（次/分）。

（2）瞳孔直径：用瞳孔尺测量同一眼的瞳孔直径。

（3）视力的近点：托起卡片（在那一点上，有清晰可辨的字母符号，慢慢地移向受试者，当卡片上的字母变模糊并超出焦点时作为终点，用毫米记录此距离，这是眼睛适应近视能力的大小）。

（4）唾液分泌：受试者咽下所有唾液，滴 4%柠檬酸 4 滴于舌，闭嘴 30s，30s 末将 4ml 蒸馏水注入口中并缓慢冲洗 15s。必须注意勿咽下柠檬酸、唾液和蒸馏水。15s 末，取出柠檬酸、唾液及蒸馏水混合液，经漏斗放入 10ml 量筒中，再向量筒中加入两滴正丁醇。将所测定容积减去 4ml 即为产生的唾液量。

【实验结果】

将实验结果填入表 3-53。

表 3-53 阿托品对人体的药理效应观察表

受试者　姓名：______；　体重：______；　性别：______

实验药物编号：______

观察者　姓名：______

实验日期：______

时间（min）	脉搏（次/分）	瞳孔直径（mm）	近点（mm）	唾液（ml）	主观感觉
给药前					
30					
20					
10					
0					
给实验药物					
10					
20					
30					
40					
50					
60					
70					
80					
90					
100					

【注意事项】

1. 实验时间持续 2h，受试者在接受实验时，应保持安静，避免做剧烈运动。

2. 应保持测量的准确性，并记录受试者在实验期间的任何主诉。

【思考题】

1. 本实验给安慰剂的目的是什么？安慰剂在某些情况下为什么有效？

2. 实验随机，安慰剂对照和双盲法有何意义？

3. 服药后有何主观感觉？所测指标是否与所服药物的作用相符？如何解释？

4. 阐明阿托品的药理作用和临床用途。

（张志鹏）

实验三十四　磺胺噻唑钠的组织分布测定

【实验目的】

1. 以磺胺噻唑钠为模型药物，掌握药物组织分布实验的基本方法。

2. 掌握生物样品的收集及前处理方法。

【实验原理】

药物在体内的分布是指药物经吸收进入体循环后，通过血液和各组织的膜屏障转运至各组织的动态过程。药物分布取决于组织的血流量、药物对脂膜的扩散速度及药物与蛋白质的结合程度。药物要分布到药理作用靶部位才能发挥药效，但如果药物在某组织出现蓄积则可能产生毒性作用，所以药物的分布可为药效学和安全性评价提供重要信息。通过组织分布研究，可以了解药物在实验动物体内的分布规律、主要蓄积组织或器官、蓄积程度等。组织分布实验通常通过给药后，于一定时间取出各组织或器官，经前处理后，用适宜的方法测定其中药物的含量。

磺胺噻唑钠为对氨基苯类化合物，在酸性溶液中可使苯环上的氨基（$—NH_2$）离子化生成铵类化合物（$—NH^{3+}$），进而与亚硝酸钠起重氮反应，产生重氮盐。此重氮盐可在酸性溶液中与显色剂胺类化合物（N—1—萘乙二胺）起偶联反应，形成紫红色的偶氮化合物。利用该呈色反应，采用分光光度法可测定出给药后不同时间不同组织中磺胺类药物的浓度。

【实验材料】

1. 动物　SD 大鼠，230～250g，雌雄不限。

2. 药品　10%磺胺噻唑钠（ST）注射液，20%三氯乙酸溶液（trichloroacetic acid），0.5%亚硝酸钠溶液（sodium nitrite），0.05%二盐酸萘乙二胺[N-（1-naphthyl）ethylenediamine]。

3. 器材　紫外-可见分光光度计，组织匀浆器，离心机，离心管。

【实验方法】

1. 标准曲线的制备　取大鼠 3 只，断颈处死，收集血液至肝素化离心管中，并立即取出肝脏、肾脏及脑组织，用生理盐水冲洗干净后立即用滤纸吸干，精确称量组织重量，按 1∶6 加生理盐水（脑组织按 1∶3）置玻璃匀浆器中进行研磨，研磨后将匀浆液倒入离心管中，以 3000r/min 离心 10min，取上清液 1ml 按 1∶1 加 20%三氯乙酸沉淀蛋白，3000r/min 离心 10min，取上清液待用，血液经 3000r/min 离心 10min 后取上层血浆待测。

精密吸取沉淀蛋白后不同组织的上清液 2ml 各 6 份于干净试管中，加入磺胺噻唑钠标准溶液使肝脏、肾脏组织液中药物浓度为 0.1μg/ml、0.25μg/ml、0.5μg/ml、1μg/ml、5μg/ml、10μg/ml，脑组织液中药物浓度为 0.05μg/ml、0.1μg/ml、0.25μg/ml、0.5μg/ml、1.5μg/ml，再各加入 0.5%亚硝酸钠溶液 0.05ml，混合，静置 3min 后，各加入 0.5%氨基磺酸铵溶液 1ml，摇匀 2min 后加显色剂（0.05%二盐酸萘乙二胺）2ml，摇匀，5min 后用紫外-可见分光光度计在 540nm 处测定吸光度值；空白对照以 2ml 蒸馏水替代组织上清液，其他操作同样品处理。

2. 组织分布实验　取大鼠 4 只称重，按 100mg/kg 的剂量尾静脉注射 10%磺胺噻唑钠注射液，于给药后 5min、20min、60min、120min 时，处死大鼠，收集血液至肝素化离心管中，并立即取出肝脏、肾脏及脑组织，用生理盐水冲洗干净后立即用滤纸吸干，精确称量组织重量，余下操作除不加标准液外，其他同标准曲线制备项下处理后，测定不同时间、不同组织中的药物吸光度值，代入相应标准曲线，计算不同时间内各组织中 ST 的浓度。

【实验结果】

实验记录与数据处理：

（1）分别计算各组织中 ST 的标准曲线回归方程和相关系数。

（2）根据标准曲线方程，分别计算出各组织中样品的浓度及药量，并记录于表 3-54。

表 3-54 磺胺噻唑钠在不同组织中的分布量

组织	时间（min）	吸光度 A	浓度 c（μg/ml）	组织中药物量（μg/g）
肝	5			
	20			
	60			
	120			
肾	5			
	20			
	60			
	120			
脑	5			
	20			
	60			
	120			
心脏	5			
	20			
	60			
	120			
血液	5			
	20			
	60			
	120			

【注意事项】

1. 生物样品中含有大量的蛋白质，它们能与药物结合，影响药物的含量测定，因此测定前必须先沉淀蛋白使药物游离后再作进一步处理。可通过加入与水混溶的有机溶剂、中性盐或强酸等方法沉淀蛋白。

2. 本实验也可以家兔为实验动物，但标准曲线的浓度范围须由预实验确定。本实验主要给出肝脏、肾脏及脑组织中 ST 浓度的标准曲线浓度范围，仅供参考，心脏及血液的浓度范围可根据预实验确定。

【思考题】

1. 磺胺噻唑钠在大鼠肝脏、肾脏、心脏及脑组织的分布有何异同？

2. 组织分布研究有何临床意义？

（张志鹏）

实验三十五 乙酰化酶活性测定及乙酰化类型的分布

【实验目的】

了解乙酰化酶的活性及其对药物代谢的影响，分析全体组员快、慢乙酰化类型的分布情况。

【实验原理】

磺胺嘧啶是磺胺类药物的代表药，在人体内主要在肝脏乙酰化酶的作用下进行乙酰化代谢，生成乙酰化磺胺。通过测定尿液中磺胺嘧啶的含量，可以反映出乙酰化酶的活性。磺胺嘧啶分子结构中含有芳香伯胺基团，在强酸性条件下可以与亚硝酸发生重氮化反应，生成重氮盐。该化合物可以在碱性条件下与麝香草酚生成橙黄色化合物，在 525nm 波长下测定，其光密度值与磺胺嘧啶的浓度成正比。

【实验对象】

健康志愿者，男性，无磺胺过敏史。

【实验材料】

1. 药品 磺胺嘧啶（sulfadiazine）胶囊（0.5g/粒），1mol/L 氢氧化钠（sodium hydroxide），1mol/L 盐酸（hydrochloric acid），0.5%亚硝酸钠，0.5%麝香草酚（thymol）。

2. 器材 721 型分光光度计，试管架，水浴锅，漏斗，滤纸，100ml 容量瓶，刻度吸管，试管，试管塞，洗耳球。

【实验方法】

受试者在服药前排空膀胱，收集服药前尿液样本。之后口服磺胺嘧啶胶囊 2g（4 粒），饮用 150ml 水，服药后 1h 排空膀胱，并弃去尿液，再次饮 150ml 水，然后收集服药后 1～3h 的尿液并合并。用刻度吸管吸取给药前后尿液各 5ml 置于 100ml 容量瓶中，加入 1mol/L 氢氧化钠 1ml，并用蒸馏水稀释至 100ml，振摇数分钟后过滤，除去尿液中的磷酸盐。之后分别吸取 1 份 5ml 处理后的空白尿样及 2 份 5ml 服药后的尿样，按照表 3-55 操作。

表 3-55 乙酰化酶活性测定操作步骤

	服药前	服药后	
	空白对照	1 管（总浓度）	2 管（游离浓度）
处理后尿样本	5ml	5ml	5ml
1mol/L HCl	2ml	1ml	2ml
加热	—	沸水煮 1h（冷却至室温）	□
1mol/L HCl	—	1ml	□
0.5%$NaNO_2$	1ml	1ml	1ml
0.5%麝香草酚	2ml	2ml	2ml

采用 721 型分光光度计，于 525nm 波长处以空白对照管调零，测定服药后两管样品的 OD 值。

按下式计算服药者乙酰化酶活性。

$$\text{乙酰化酶活性} = \frac{OD_1 - OD_2}{OD_1} \times 100\%$$

式中，OD_1 为 1 号样品管吸光度，OD_2 为 2 号样品管吸光度。

乙酰化酶活性＞40%为快速乙酰化型个体，＜40%为慢速乙酰化型个体。

【实验结果】

将实验结果填入表 3-56。

表 3-56　全组乙酰化酶活性测定登记表

姓名	性别	年龄	籍贯	肝功能	血型	乙酰化酶活性

【注意事项】

1. 实验中充分震荡过滤，完全除去尿样中的磷酸盐，防止对实验结果产生影响。

2. 必须按照操作顺序加样，不得颠倒。

【思考题】

1. 乙酰化类型的分布情况如何？能否分析出与性别、年龄、籍贯、肝功能、血型的关系？

2. 影响实验结果的可能因素有哪些？

3. 乙酰化酶活性与药物作用有何关系？

（张雨晨）

实验三十六　药物的小肠吸收实验

【实验目的】

1. 掌握大鼠在体小肠吸收的实验方法。

2. 掌握药物肠管吸收的机制和计算吸收速度常数（k_a）、吸收半衰期[$t_{1/2(a)}$]的方法。

【实验原理】

药物消化道吸收实验方法可分为体外法（in vitro）、在体法（in situ）和体内法（in vivo）等。在体法由于不切断血管和神经，药物透过上皮细胞后即被血液运走，能避免胃内容物排出及消化道固有运动等的生理影响，对溶解药物是一种较好的研究吸收的方法。但本法一般只限于溶解状态药物，并有可能将其他因素引起药物浓度的变化误作为吸收。

消化道药物吸收的主要方式为被动扩散。药物服用后，胃肠液中高浓度的药物向细胞内透过，又以相似的方式扩散转运到血液中。这种形式的吸收不消耗能量，其透过速度与膜两侧的浓度差成正比，可用下式表示。

$$-\frac{\mathrm{d}c}{\mathrm{d}t}=DkS\frac{c_{\mathrm{GI}}-c_{\mathrm{P}}}{h} \tag{36-1}$$

式中，$\frac{\mathrm{d}c}{\mathrm{d}t}$为分子型药物的透过速度；$D$ 为药物在膜内的扩散系数；k 为药物在膜/水溶液中的分配系数；S 为药物扩散的表面积；c_{GI} 为消化道内药物浓度；c_{P} 为血液中药物浓度；h 为膜的厚度。令 $Dk=P$，则 P 为透过常数。

一般药物进入循环系统后立即转运至全身各个部位，故药物在吸收部位循环液中的浓度相当低，与胃肠液中药物浓度相比，可忽略不计。若设$\frac{PS}{h}=k'$，式（36-1）可简化为

$$-\frac{\mathrm{d}c}{\mathrm{d}t}=k'c \tag{36-2}$$

式（36-2）说明药物透过速度属于表观一级速度过程。以消化液中药物量的变化率 $\mathrm{d}X/\mathrm{d}t$ 表示透过速度，则

$$-\frac{\mathrm{d}X}{\mathrm{d}t}=k_aX \quad (36\text{-}3)$$

上式积分后两边取常用对数，变为

$$\lg X=\lg X_0-\frac{k_a}{2.303}t \quad (36\text{-}4)$$

以小肠内剩余药量的对数 $\lg X$ 对取样时间 t 作图，可得一条直线，从直线的斜率可求得吸收速率常数 k_a，其吸收半衰期 $t_{1/2(a)}$ 为

$$t_{1/2(a)}=\frac{0.693}{k_a} \quad (36\text{-}5)$$

在小肠吸收过程中，药物被吸收的同时水分也被吸收，使供试液体积不断减少，所以不能用直接测定药物浓度的方法计算剩余药量。由于酚红不能被小肠吸收，因此可向供试液中加入一定量的酚红，在间隔一定时间测药物浓度的同时，也测定酚红的浓度，由酚红浓度先计算出不同时间供试液的体积，再根据测定药物的浓度，就可以求出不同时间小肠中剩余的药量或被吸收的药量。

【实验材料】

1. 动物　大鼠，230～250g，雌雄不限。

2. 药品　磺胺嘧啶、0.1%亚硝酸钠、0.5%氨基磺酸铵、0.1%二盐酸萘乙二胺溶液、1mol/L盐酸溶液、0.2mol/L 氢氧化钠溶液、20%乌拉坦、生理盐水。

3. 器材　蠕动泵、紫外-可见分光光度计、恒温水浴、离心机、注射器、眼科剪、眼科镊、手术刀片。

【实验方法】

1. 试剂的配制

（1）Krebs-Ringer 试剂（pH 7.4）：称取氯化钠 7.8g，氯化钾 0.35g，氯化钙 0.37g，碳酸氢钠 1.37g，磷酸二氢钠 0.32g，氯化镁 0.02g，葡萄糖 1.4g，加蒸馏水溶解后定容至 1000ml。

（2）供试液：精密称取磺胺嘧啶（SD）20mg、酚红 20mg 于 1000ml 容量瓶中，加 Krebs-Ringer 试剂定容，摇匀。

（3）酚红液：精密称取酚红 20mg 于 1000ml 容量瓶中，加 Krebs-Ringer 试剂定容，摇匀。

2. 实验步骤

（1）蠕动泵流速的调节：打开蠕动泵电源，选择所需工作的方向，按动快、慢挡开关，调节流速为 5ml/min 和 2.5ml/min。

（2）恒温水浴调节：将水浴温度调节为（37±0.5）℃。

（3）供试液的准备：取 80ml 供试液加入循环装置的烧瓶中，见图 3-1，将烧瓶置恒温水浴中预热至（37±0.5）℃。

（4）生理盐水的准备：取生理盐水适量，预热至 37℃备用。

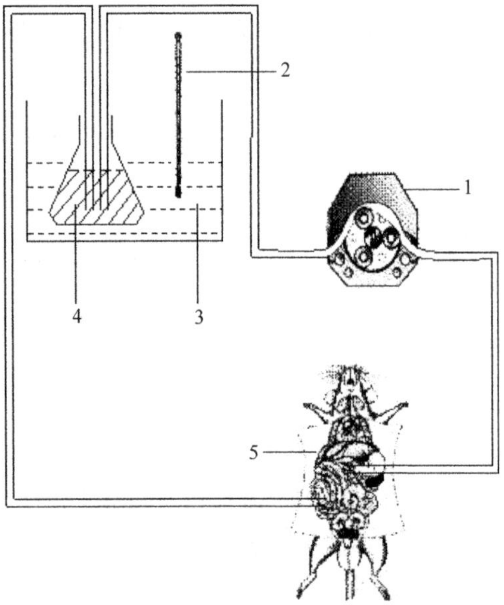

图 3-1 大鼠在体小肠回流实验装置

1. 蠕动泵；2. 温度计；3. 水浴；4. 循环液；5. 大鼠

（5）大鼠麻醉：取实验前禁食一夜大鼠一只，称重；腹腔注射 20%乌拉坦 1000mg/kg（0.5ml/100g），麻醉后仰卧位固定于固定台上。

（6）小肠插管：沿腹中线打开腹腔（约 3cm）。自十二指肠上部及回肠下部各剪开一个小口，插入直径约 0.3cm 的玻璃管，用线扎紧。

（7）洗涤肠管：用注射器将 37℃的生理盐水缓缓注入肠管，洗净肠管内容物。

（8）组成回路：将肠管两端的玻璃管按图 3-1 所示与胶管连接，组成回路，开动蠕动泵，流速为 5ml/min。

（9）取样：以 5ml/min 的流速循环 10min 后，将流速调至 2.5ml/min，立即自供试液烧瓶中取样两份（1ml 和 0.5ml 各一份），分别作为 SD 和酚红零时间样品，另向烧瓶中补加 2ml 酚红溶液；之后每隔 15min 按同法取样并补加酚红液，取样至 120min（共 9 次），停止循环。

3. 含量测定

（1）标准曲线的制备

1）制备 SD 标准曲线：吸取 SD 供试液（20μg/ml）2ml、4ml、6ml、8ml、10ml 分别置 10ml 容量瓶中，用 Krebs-Ringer 试剂定容。再分别吸取上液 1ml 置 10ml 具塞试管中，加 1mol/L 盐酸溶液 5ml，摇匀；加 0.1%亚硝酸钠溶液 1ml，摇匀，放置 3min；加 0.5%氨基磺酸铵 1ml，摇匀，放置 3min；再加入 0.1%二盐酸萘乙二胺溶液 2ml，摇匀，放置 20min。用紫外-可见分光光度计在波长 550nm 处测定吸光度（以酚红液 1ml 按同法处理后作为参比）。以吸光度值对浓度回归，计算 SD 标准曲线方程。

2）制备酚红标准曲线：精密称取酚红 25mg 置 250ml 容量瓶中，加 Krebs-Ringer 试剂定容；再吸取 1ml、2ml、3ml、4ml、5ml、6ml 置 10ml 容量瓶中，用 Krebs-Ringer 试剂定容。各吸取上液 0.5ml 置 10ml 具塞试管中，加入 0.2mol/L 氢氧化钠溶液 5ml，摇匀。以 0.2mol/L 氢氧化钠溶液为参比，用紫外-可见分光光度计在波长 555nm 处测定吸光度值。以吸光度值对浓度回归，得到酚红标准曲线方程。

（2）样品测定

1）SD 的测定：取样品 1ml 置 10ml 具塞试管中，加入 1mol/L 盐酸溶液 5ml，摇匀；以下按“制备 SD 标准曲线”项下的方法，自“加 0.1%亚硝酸钠溶液 1ml……”起，依法测定吸光度值（以酚红液 1ml 按同法处理后作为参比）。将吸光度值代入标准曲线回归方程，计算出 SD 浓度，并记录于表 3-57。

2）酚红的测定：取样品 0.5ml 置 10ml 具塞试管中，加入 0.2mol/L 氢氧化钠溶液 5ml，摇匀，用紫外-可见分光光度计在波长 555nm 处测定吸光度值。将吸光度值代入标准曲线回归方程，计算出酚红浓度，并记录于表 3-57。

【实验结果】

1. 分别计算出 SD 和酚红的标准曲线回归方程和相关系数。

2. SD 和酚红样品浓度的计算：根据 SD 和酚红的标准曲线方程，分别计算出 SD 和酚红样品的浓度，并填于表 3-57 中。

表 3-57　大鼠在体小肠吸收量的计算

取样时间（h）	SD A	SD 浓度	酚红 A	酚红浓度	供试液体积	剩余药量
循环前	A_0	c_0	A'_0	c'_0	V_0=80ml	$P_0=80\times c_0$
0	A_1	c_1	A'_1	c'_1	$V_1=\frac{c'_0V_0}{c'_1}$	$P_1=c_1V_1$
0.25	A_2	c_2	A'_2	c'_2	$V_2=\frac{(V_1-1.5)c'_1+40}{c'_2}$	$P_2=c_2V_2+1.5c_1$
0.5	A_3	c_3	A'_3	c'_3	$V_3=\frac{(V_2-1.5)c'_2+40}{c'_3}$	$P_3=c_3V_3+1.5(c_1+c_2)$
⋮	⋮	⋮	⋮	⋮	⋮	⋮
t_n	A_n	c_n	A'_n	c'_n	$V_n=\frac{(V_{n-1}-1.5)c'_{n-1}+40}{c'_n}$	$P_n=c_nV_n+1.5\sum_{i=1}^{n-1}c_i$

3. 不同时间 SD 剩余量的计算：按表 3-57 中公式计算出不同时间的剩余药量，并求剩余药量的对数值。

4. k_a 和 $t_{1/2(a)}$ 的计算：以剩余药量的对数对相应的时间作图，可得一条直线，由直线的斜率求出 k_a，并计算 $t_{1/2(a)}$。

【注意事项】

1. 在大鼠麻醉前应做好一切准备工作。如手术器械、水浴温度的调节、试药配制并放在近处、蠕动泵流速调节等。如果蠕动泵上并未标出流速，可用量筒接流出液（蒸馏水）的方式确定流速。

2. 插管时应注意方向，在十二指肠端向下插，回肠端向上插，以构成回路。

3. 由于是在体实验，为真实反映体内环境对药物吸收的影响，不需要对肠系膜进行分离，操作时还应注意避免剪破血管。

4. 由于小肠很细，小肠两端插管后再洗涤容易堵塞，加大流速可导致玻璃管滑出消化道而漏液。防止的方法是先将十二指肠端插管，回肠端找好后先用线扎紧（方便以后找切口位置），然后在扎线处切个小口，生理盐水（37℃）从十二指肠插管处注入，待洗涤干净后，再于回肠端切口处插管。

5. 开始回流后，可用棉花覆盖大鼠腹部保暖，以防实验结束前动物死亡，丢失数据。

6. SD 的测定中，加入氨基磺酸铵后要充分振摇至无气泡发生。

【思考题】

1. 用小肠剩余药量测定吸收速率常数的原理是什么？

2. 在体吸收实验方法的特点是什么？影响实验结果的主要因素有哪些？

3. 供试液中为什么要加酚红？

（张志鹏）

实验三十七 对乙酰氨基酚片溶出实验

【实验目的】

1. 掌握片剂溶出度测定方法及数据处理方法。

2. 了解溶出度测定的重要意义及其应用。

【实验原理】

片剂溶出度是指片剂主药在体外协助适当装置于适宜介质中溶出的速度和程度。

测定溶出度的依据是 Noyes-Whitney 的扩散理论，近年生物药剂学的研究表明，难溶性药物的片剂，崩解时限不能作为判断难溶性药物片剂吸收的指示，因为片剂崩解后的粉粒还不能直接被机体所吸收，溶解是吸收的主要过程，溶解度小于 0.1～1mg/ml 的药物，其体内吸收常受其溶出速度的影响。溶出速度除与药物的晶型、粒径大小有关外，还与制剂的生产工艺、辅料、储存条件等有关，所以为了控制这些片剂的质量，需测定血药浓度或尿药浓度，对于一些体外溶出度与体内血药浓度有相关性的药物，则可测定其主药成分的体外溶出度作为控制该片剂质量的一项指标。

本实验以对乙酰氨基酚片为样品，测定对乙酰氨基酚的溶出度。

对乙酰氨基酚在溶出介质中，于 257nm 波长处有最大吸收，因此可用紫外分光光度法进行测定，测定其在 257nm 的吸光度（A），用标准曲线方程计算其对应浓度。

【实验材料】

1. 药品 对乙酰氨基酚片。

2. 器材 溶出度测定仪，转篮，微孔滤膜，紫外-可见分光光度计。

【实验方法】

对乙酰氨基酚片标示量为 500mg。

对乙酰氨基酚片溶出度的测定方法如下所示。

1. 仪器准备 将转篮悬吊于盛有溶媒的容器中，距溶出杯底 2.5cm，使用前安装就绪，开动电机空转，检查电路是否畅通，有无异常噪声，转篮的转动是否平稳，加热恒温装置及变速装置是否正常，如一切符合要求，就可以开始测定样品。

2. 测定方法 取溶出介质（稀盐酸 24ml 加水至 1000ml）1000ml，加热至 37℃，置溶出杯中，调节转篮转速为 100r/min，将一片精密称定重量的药片（W）放在转篮内，以溶出介质接触药片时为零时刻开始计时，然后按 5min、10min、15min、20min、30min 定时取样，取样位置固定在转篮上端液面中间、距离杯壁 1cm 处，每次取样 5ml，将样品液过滤，吸取滤液 1ml，置 50ml 容量瓶中，加入 0.04%氢氧化钠溶液稀释至 50ml，摇匀，用紫外分光光度计在 257nm 的波长处测定吸光度 A 值，以 A_s 表示。

【实验结果】

1. 根据药片的吸收度计算累计溶出率，将结果填入表 3-58。

2. 用普通坐标纸作图，并求 t_{50}。

以累计溶出百分比对溶出时间逐一描点，用图估法拟合一条平滑曲线，过累计溶出百分比 50%处引一条与 t 轴平行的直线，与溶出曲线相交于 A，过 A 点向 t 轴引垂线交于 t_1，

此 t_1 即为 t_{50}，此值供方差分析用。

表 3-58　对乙酰氨基酚片的累计溶出率

取样时间（min）	5	10	15	20	30
A_s					
累计溶出（%）					

3. 用威布尔分布概率求 t_{50}、t_d 和 m 三个参数。

从上面所做溶出曲线可见，累计溶出百分比对相应时间各数据在一般直角坐标纸上作图，并不成直线关系，但可将累计溶出百分比与时间的关系看作统计学上的概率分布函数，用威布尔概率纸使之直线化，从图上即可极为方便地找到 t_{50}（溶解 50%所需时间）、t_d（溶解 63.2%所需时间）及 m（斜率）三个参数，在威布尔概率纸作图的基本步骤如下所示。

（1）以 $F(t)$ 尺代替累计溶出百分比，t 尺为释放时间，用原数据描点，若各点基本上呈直线分布，则可直接拟合一条直线，尤其注意照顾 $F(t)$ 在 30%～70%的点，使之优先贴近该直线。

（2）若各点排布呈曲线状，则沿曲线趋势延伸，与 t 尺交点的数值作为 α 的初步估计值，以 $F(t)$ 对 $t\text{-}\alpha$ 再作图，若所得各点的排列接近直线，则拟合成直线，若 $F(t)$ 对 $t\text{-}\alpha$ 作图仍为一曲线，则可用类似的方法反复修改，直至作得一直线为止。

（3）在 $F(t)$ 对 t[或 $F(t)$ 对 $t\text{-}\alpha$]所作图上拟合一直线，有 $X=1$ 和 Y 轴的交点（称 m 点）作该直线的平行线，该平行线和 Y 轴交点在 Y 尺上投影点的读数即为 m 值(取绝对值)。

（4）所拟合的直线与 X 轴的交点在 t 尺上投影点的读数即为 $\eta=\beta/m$ 的估计数，本实验中称为 t_d 值（溶出 63.2%所需时间）；与溶出 50%的交点在 t 尺上的投影点的读数即为 t_{50}。

（5）用威布尔概率纸求出 t_{50}、t_d 和 m 三个参数后，可利用方差分析，相关与回归分析的数理统计法来评定同类产品不同批号或不同厂家的片剂质量；另外，还可以评定同一产品体内、体外的相关程度。

4. 用溶出参数作方差分析（表 3-59）。

表 3-59　对乙酰氨基酚片溶出参数的方差分析

参数	方差来源	自由度	离差平方和	方差	F 值	显著性
t_{50}	组间					
	组内					
	合计					
t_d	组间					
	组内					
	合计					
m	组间					
	组内					
	合计					

【注意事项】

1. 对所用的溶出度测定仪，应预先检查其是否运转正常，并检查温度的控制、转速等是否精确、升降转篮是否灵活等。

2. 溶出方法分转篮法、桨法和小杯法三种。本实验选用转篮法，转篮的尺寸和结构应符合药典规定。

3. 每次取出样品液后，应同时补充相同体积的空白溶液。

4. 根据药典规定，应同时测定6片的溶出度，鉴于实验时间限制，每实验组仅要求完成1片的测试。

【思考题】

1. 检查固体制剂的溶出度有何意义？

2. 哪些种类的制剂需检查溶出度？

（张志鹏）

实验三十八　磺胺嘧啶尿液浓度测定

【实验目的】

掌握磺胺嘧啶在麻醉家兔体内经尿排泄的情况，熟悉家兔尿道插管的实验技术。

【实验原理】

已知磺胺嘧啶等磺胺类药物在酸性环境下其苯环上的氨基（—NH_2）将被离子化而生成铵类化合物（—NH_3^+）。后者与亚硝酸钠反应可发生重氮化反应进而生成重氮盐（—N=N^+—）。该化合物在碱性条件下可与麝香草酚生成橙黄色化合物。在525nm波长下比色，其光密度与磺胺嘧啶的浓度成正比。具体反应过程为

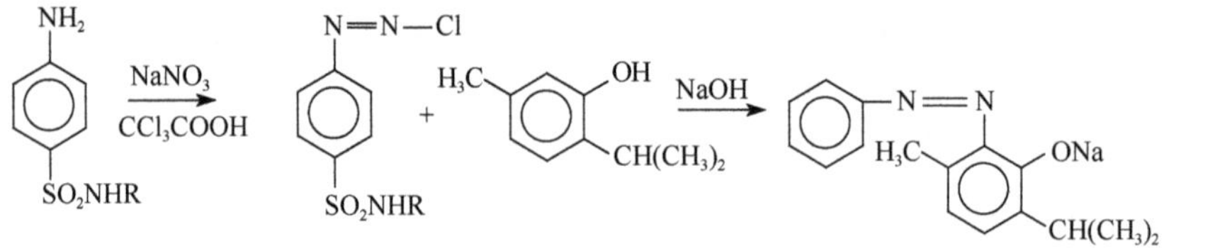

磺胺类药物主要以原形从尿液排泄，也有少量从胆汁分泌排泄。通过收集给药后各时间段内麻醉家兔尿样，采用上述显色反应法测定其药物浓度，并计算出药物在尿液中的排泄量。

【实验材料】

1. 动物　家兔，1～2kg，雄性。

2. 药品　20%磺胺嘧啶（sulfadiazine，SD），7.5%三氯乙酸（trichloroacetic acid），0.1%SD标准液（sulfadiazine standard solution），0.5%亚硝酸钠（sodium nitrite solution），0.5%麝香草酚（thymol solution，用20%NaOH配制），1000U/ml肝素生理盐水，20%乌拉坦，蒸馏水。

3. 器材　722型分光光度计、离心机、磅秤、手术器械、注射器（5ml）及针头、微量移液器（0.01～1ml）、吸头、试管、离心管、试管架、记号笔、药棉、纱布、导尿管、计算器。

【实验方法】

1. 麻醉　取家兔一只，称重，20%乌拉坦1000mg/kg（5ml/kg）耳缘静脉注射麻醉。

2. 膀胱插管　待充分麻醉后，于下腹正中切开皮肤约3cm，打开腹腔，用丝线结扎尿道外口。在膀胱上部切开膀胱，将导尿管卡口端放入其内，用丝线将插管固定于膀胱组织，缝合腹部切口，并使插管留置固定于腹腔之外，以备收集尿样之用。膀胱插管完成后，耳

缘静脉匀速滴注生理盐水，保证实验动物体液供应。在实验过程中用浸有生理盐水的纱布敷在伤口表面，防止实验动物体液过快流失。

3. 给药与样品采集 给予药物前收集一段空白尿样，用作药物浓度测定时的空白对照。之后耳缘静脉注射 20%磺胺嘧啶 4ml/kg。用 2ml 玻璃试管分别收集给药后 0～30min、31～60min、61～90min、91～120min、121～150min、151～180min 时段的尿样，用蒸馏水稀释至 1.0ml，4℃储存待测。

4. 药物浓度的测定 取样品 0.2ml 加到含有 7.5%三氯乙酸 2.7ml 的试管中摇匀。标准管加入 0.1%SD 标准液 0.1ml，其余各管加蒸馏水 0.1ml 摇匀。各管离心（2500r/min）5min，分别取上清液 1.5ml 放入另一相应试管中，加入 0.5%亚硝酸钠各 0.5ml，充分摇匀后再加入 0.5%麝香草酚 1.0ml，摇匀后为橙黄色。在 525nm 波长下，以空白管样本调零，分光光度计读取各样品光密度（OD）值，依照标准管的 OD 值计算药物实际浓度。

5. 尿排泄量的计算 用上述方法测定各样品中药物浓度，根据尿液样品药物浓度，求出每时段药物经尿液排泄的量。将各时段尿液排泄的量相加并与总给药量相比，即为 3h 内药物在尿液中的排泄率。

【注意事项】

1. 保证每次样品收集没有遗漏。
2. 在实验期间，需持续恒速静脉滴注生理盐水，以保证有足够尿量。

【思考题】

肾脏疾病患者在使用磺胺类药物治疗时，需要注意哪些事项？

（宋 伟）

实验三十九 综合性实验

一、黄芪对慢性酒精中毒小鼠行为学的影响

【实验目的】

了解酒精中毒对动物行为学的影响，探讨黄芪对酒精中毒的防治作用。

【实验材料】

1. **动物** 昆明种小白鼠，18～22g，雌雄不限。
2. **药品** 黄芪注射液（astragalus injection），56%乙醇，生理盐水。
3. **器材** 2ml 注射器，鼠笼，天平，灌胃针头，旷场实验箱，手术器械。

【实验方法】

60 只小白鼠分为 5 组，每组 12 只，第一组灌胃生理盐水 0.1ml/10g；第二组灌胃乙醇 0.05ml/10g；第三组灌胃乙醇 0.1ml/10g；第四组灌胃乙醇 0.15ml/10g；第五组灌胃乙醇 0.15ml/10g，同时腹腔注射黄芪注射液 0.05ml/10g，连续 7 天。

分别记录每天小白鼠翻反正反射消失的时间；于实验第 8 天，对小白鼠进行行为学检测（旷场实验），具体方法如下：旷场为一个 50cm×50cm×50cm 正方体，底面含 25 个边长为 10cm 的等边方格。将动物置于中心方格内，适应 1min 后观察 3min 内小白鼠在旷场

中的运动活动（水平运动得分），对新鲜环境的好奇程度（垂直运动得分）；实验完成后将小白鼠处死，称量肝脏，计算肝脏/体重比。

【实验结果】

将实验结果填入表 3-60。

表 3-60 黄芪对慢性酒精中毒小鼠行为学的影响

药物	剂量	水平运动得分	垂直运动得分	肝脏/体重比
生理盐水组				
乙醇组（低浓度）				
乙醇组（中浓度）				
乙醇组（高浓度）				
黄芪组				

【思考题】

慢性酒精中毒的危害有哪些，具体的机制是什么？

二、丹参酮对小鼠急性肝损伤的影响

【实验目的】

探讨丹参酮对四氯化碳引起小鼠急性肝损伤的保护作用。

【实验材料】

1. 动物 昆明种小白鼠，18～22g，雌雄不限。

2. 药品 丹参酮注射液（tanshinone injection），四氯化碳（carbon tetrachloride，CCl_4），生理盐水。

3. 器材 2ml 注射器，鼠笼，天平，灌胃针头，手术器械。

【实验方法】

60 只小白鼠随机分为正常组，模型组，丹参酮高剂量组、中剂量组、低剂量组。丹参酮高、中、低剂量组分别按 2.0g/kg、1.0g/kg、0.5g/kg 灌胃；正常组和模型组给予等体积生理盐水，共 5 天。第 5 天给药 1h 后，模型组，丹参酮高、中、低剂量组按 0.15ml/10g 腹腔注射 0.1%四氯化碳，正常对照组腹腔注射等体积生理盐水。

实验完成后将小白鼠处死，取血浆，称量肝脏，计算肝脏/体重比；测定小鼠血浆谷草转氨酶（AST）、谷丙转氨酶（ALT）活性和肝组织超氧化物歧化酶（SOD）活性及丙二醛（MDA）含量。

【实验结果】

将实验结果填入表 3-61。

表 3-61 丹参酮对小鼠急性肝损伤的影响

药物	剂量	AST	ALT	SOD	MDA	肝脏/体重比
生理盐水组						
模型组						
丹参酮（高）组						
丹参酮（中）组						
丹参酮（低）组						

【思考题】

急性肝损伤发生的机制有哪些，常用的有哪些药物治疗？

（蔡　飞）

实验四十　设计性实验

一、药物对小鼠急性胃溃疡的作用

以实验小组为单位，利用图书馆及互联网查阅相关的文献资料，了解目前国内外抗消化性溃疡药物的研究现状。经过小组集体酝酿、讨论确立一个既有科学性又有一定创新性的药物抗消化性溃疡的药理学实验题目。但是，要注意动物实验方案不可过大或脱离现实条件，应强调其可操作性。初步选题后，由带教老师根据设计方案的目的性、科学性、创新性和可行性进行初审，然后与同学一起对实验方案进行论证。

【实验目的】

1. 掌握胃溃疡模型的制作方法，并了解应激法（水浸法）和药物法（组胺法、乙醇法、乙酸法、吲哚美辛法）。

2. 熟悉药物的浓度、给药量的推导方法及药物的配制方法。

3. 熟悉观察指标的设计方法。

【实验材料】

1. 动物　昆明种小白鼠，18～22g，雌雄不限。

2. 药品　利血平（reserpine），磷酸组胺（histamine phosphate），乙酸（acetic acid）、吲哚美辛（indometacin），乙醇，1%的甲醛液（methanal），生理盐水。

3. 器材　天平，量筒，注射器，手术器械，解剖镜。

【实验方法】

1. 各小组根据相关知识，确定实验的目的、意义，以及拟解决的问题和国内外研究现状，讨论实验动物品种、性别、规格和数量、实验器材与药品（器材名称、型号、规格和数量；药品或试剂的名称、规格、剂型和使用量），包括特殊仪器与药品需要。

2. 设计实验方法与操作步骤，讨论小鼠胃溃疡模型的确定、实验动物的分组、实验的进程安排及每个研究项目的具体操作过程，包括药物剂量、药物浓度、给药途径等，以及设立的观察指标和指标的检测手段，并将方案写到黑板上。

3. 在教师指导下进行全班讨论。

4. 最后，各组制订本组的最佳方案。

5. 同学开始配制药品、按照实验设计方案和操作步骤认真进行实验，并强化小组成员的协调与配合，力争实验成功。实验过程中，记录好实验的原始数据；实验结束后，及时整理。

6. 实验结束前，全班同学再次进行讨论，各实验小组对实验数据进行归纳和处理，简单汇报一下实验的结果，并回答带教老师和其他同学提出的问题。

7. 根据实验设计、步骤及结果，书写实验报告。

【实验结果】

将实验结果填入表 3-62 中。

表 3-62 药物对小鼠溃疡模型的作用

组别	观察指标 1	观察指标 2	观察指标 3
1			
2			
3			
4			
5			
6			

【注意事项】

1. 遵守实验室各项规章制度，不损坏仪器设备，爱护动物。

2. 自主设计实验在强调其先进性和创新性的同时应注意可行性，切忌脱离现实条件。

3. 实验过程不得危害人体健康和污染环境。

4. 对不符合设计的抄袭方案将取消实验资格；对不能及时立题的小组，同学将分散到其他小组观看实验。

二、肾上腺素和异丙肾上腺素对β受体的激动作用

根据所学知识，结合文献资料，请设计一个实验证明肾上腺素和异丙肾上腺素均可激动β受体，并按实验方案完成实验。

【实验目的】

1. 证明肾上腺素和异丙肾上腺素对β受体具有激动作用。

2. 掌握证明药物激动受体的研究方法。

【实验方法】

1. 学生 5 人一组，以小组为单位，通过查阅文献和集体讨论，设计一个实验证明肾上腺素和异丙肾上腺素均可激动β受体。

2. 实验方案提交给指导老师审核，老师根据设计方案的目的性、科学性、创新性和可行性进行评估，并提出指导意见。

3. 学生根据指导老师的意见修改、完善实验方案，包括实验动物选择、药物给药剂量和途径、观察指标、检测手段、实验步骤等。

4. 学生根据确定的实验方案准备实验所需的动物、器材、药品等。

5. 按照实验方案开展实验，记录实验结果、撰写实验报告。

6. 每组学生选派一名代表汇报本组实验方案和实验结果。

7. 指导老师对各组学生实验方案和结果进行点评。

【注意事项】

1. 实验设计在强调其先进性和创新性的同时应着重考虑其可行性，切忌脱离现实条件。

2. 遵守实验室各项规章制度，不损坏仪器设备，爱护动物。

3. 实验过程不得危害人体健康和污染环境。

（任 平 李炎坤）

第四章　综合能力训练

一、教学药历书写规范

（一）教学药历的书写目的

药历是由临床药师在参与临床查房过程中记录的关于发现、分析和解决患者药物相关问题的药学资料，是以药物治疗为中心的技术档案，是为患者进行个体化药物治疗的重要依据，是开展药学服务工作的必备资料。参加临床药师培训的学员应学习并掌握书写教学药历的方法，以培养其对临床资料进行采集、综合分析及整理与归纳的能力。

（二）药历的基本内容

依据中国药学会医院药学专业委员会《中国药历书写原则与推荐格式》2012 年版的要求，其基本内容应包括以下几方面。

1. 患者基本情况　包括患者姓名、性别、年龄、职业及与疾病相关的婚姻状况、身高、体重或体重指数、家族史、药物过敏史、病案号或病区病床号、“医保”和费用情况、生活习惯（吸烟、摄盐、嗜酒、爱好等）和联系方式（电话、邮址、网址等）。

2. 病史摘要　入出院时间、既往病史、体格检查、临床诊断、非药物治疗情况、既往用药史、主要实验室检查数据、出院或转归。

3. 用药记录　药品名称、规格、剂量、给药途径、起始和停药时间、联合用药、不良反应。

4. 药物治疗干预措施　记录药学监护计划、用药中的问题、药学干预内容、药物浓度监测数据、药物治疗中建设性意见。

5. 结果评价　包括药学干预和意见的被采纳情况，以及提高用药的有效性、安全性、经济性和患者用药依从性的结果，分析讨论，对患者进行健康教育内容，短缺药品的信息。

附 1　《临床药师培训指南》推荐药历格式

教学药历首页

建立日期：____年____月____日　　　　建立人：__________

姓名		性别		出生日期	年　月　日	住院号	
住院时间	年　月　日			出院时间	年　月　日		
籍贯		民族		工作单位			
家庭电话				手机号			
联系地址				邮编			
身高（cm）		体重（kg）		体重指数			
血型		血压（mmHg）		体表面积			
不良嗜好（烟、酒、药物依赖）							
主诉和现病史： 主诉、起病情况、主要症状、病情的发展与演变、诊疗经过、一般情况、常规检查、特殊检查。							

续表

既往病史： 填写本次入院以前的内容，包括预防接种及传染病史、手术外伤史及输血史、过去健康状况及疾病的系统回顾。
既往用药史： 填写本次入院以前患者所有药物使用的情况，包括药店购买的非处方药及偶尔使用的中草药制剂。尽量包括用药的途径及用药剂量。
家族史： 记录与疾病及药物治疗相关的内容，包括明确的家族性疾病的危险因素、职业和工作环境有无毒物、粉尘、放射性物品接触史、生活习惯及嗜好（烟、酒、麻醉毒品及其使用量和年限）；婚史、配偶健康状况、性生活状况；月经史、生育史。
伴发疾病与用药情况： 指入院时仍需治疗的伴随疾病的症状、时间及演变过程，以及用药情况，各伴随症状之间尤其是与主要症状之间的关系。
过敏史： 含药物、食物及其他物品过敏史。
药物不良反应及处置史： 指本次入院治疗中发生的药物不良反应与处置手段、结果。

续表

入院诊断：
出院诊断：
初始治疗方案分析： 指根据本次入院诊断所设计的初始治疗药物与治疗方案分析。治疗过程中新出现的临床诊断及治疗方案分析，在“药物治疗日志”中记录。
初始药物治疗监护计划： 指根据初始治疗方案所制订的药物治疗监护计划。治疗过程中根据新出现的临床诊断、治疗方案所制订的药物治疗监护计划，在“药物治疗日志”中记录。
其他主要治疗药物： 指初始治疗方案外的主要治疗药物，随时填写。

续表

药物治疗日志
1. 药物治疗日志记录内容应包括以下几方面。 （1）入院后首次病程内容已经在首页各栏目中体现，日志部分需记录入院时间和入院诊断。 （2）患者住院期间病情变化与用药变更的情况记录（含治疗过程中出现的新的疾病诊断、治疗方案、会诊情况）。 （3）对变更后的药物治疗方案的评价分析意见与药物治疗监护计划。 （4）用药监护计划的执行情况与结果（包括药师参与情况与结果）。 （5）出院带药情况。 2. 每次记录应有学员签名，并注明记录时间（年、月、日），危重患者要记录时刻。 3. 药学带教老师每周不少于两次对药物治疗日志进行点评，并用红色笔填写点评意见。 4. 临床带教老师每周不少于一次对药物治疗日志进行点评，并用红色笔填写点评意见。 5. 一般每 3 天书写记录 1 次，危重患者随时书写记录。

续表

药 物 治 疗 总 结
药物治疗总结应包括以下几点。 1. 出院时对完整治疗过程的总结性分析意见。 2. 药师在本次治疗中参与药物治疗工作的总结。 3. 患者出院后继续治疗方案和用药指导。 4. 治疗需要的随访计划和应自行检测的指标。

续表

临 床 带 教 老 师 评 语
对完整教学药历的评语：
药 学 带 教 老 师 评 语
对完整教学药历的评语：

附 2 教学药历质量缺陷评价表

项目	缺陷内容	1	2	3	4	5	6	7	8	9	10	11	12	13	14	15
基本要求	（1）字迹潦草难以辨认、不能通读（重度缺陷）															
	（2）有证据证明系拷贝行为导致的原则性错误（重度缺陷）															
	（3）带教老师未按时修改或评语缺乏针对性（5）															
	（4）表格药历填写有漏项（2）															
	（5）药物名称未使用通用名（每出现一处 1 分，≥5 处为重度缺陷）															
	（6）带教老师无评语（重度缺陷）															
首页	（7）入院诊断与出院诊断填写有缺陷（2）															
	（8）过敏史、药物不良反应史记述有缺陷（5）															
	（9）诊断要点分析有缺陷（2）															
	（10）治疗原则分析有缺陷（2）															
	（11）初始治疗方案记录有漏项（2）															
	（12）初始治疗方案监护计划缺乏监测指标和监测周期（5）															
	（13）有既往病史、既往用药史但记录有漏项（5）															
药物治疗日志	（14）主诉与现病史不能紧密结合（2）															
	（15）疾病发展变化过程描述不清（5）															
	（16）遗漏主要阳性体征（2）															
	（17）遗漏主要检查结果（2）															
	（18）有院前抢救史但用药记述不清（2）															
	（19）未按规定日期书写治疗日志记录（1）															
	（20）病情变化时无分析、判断、处理及结果的记录（5）															
	（21）缺检查结果异常的分析及相应处理意见的记录（5）															
	（22）缺反映特殊检查（治疗）情况的记录（2）															
	（23）病情与治疗方案变化时无未及时调整监护方案（5）															
	（24）缺药学监护计划执行情况与结果（5）															
	（25）缺出院继续治疗方案（5）															

续表

项 目	缺陷内容	1	2	3	4	5	6	7	8	9	10	11	12	13	14	15
总结	（26）缺对本次入院治疗过程的总结（5）															
	（27）对药物治疗中主要问题缺乏评价（5）															
	（28）缺对临床药师在本次治疗中的作用总结（5）															
	（29）需随访但未制订随访计划（2）															
	（30）缺对患者继续治疗中自行监测指标的指导（2）															
扣分总计																
每份教学药历扣分＜15 分为优秀；扣分 16～30 分为合格；扣分＞31 分为不合格。																
每份教学药历发生任何一项重度缺陷，则该教学药历为不合格。																

二、处 方 点 评

（一）概述

处方点评是根据相关法规、技术规范，对处方书写的规范性及药物临床使用的适宜性（用药适应证、药物选择、给药途径、用法用量、药物相互作用、配伍禁忌等）进行评价，发现存在或潜在的问题，制订并实施干预和改进措施，促进临床药物合理应用的过程。

（二）不合理处方

处方点评结果分为合理处方和不合理处方。不合理处方包括不规范处方、用药不适宜处方及超常处方。

Ⅰ. 判断为不规范处方情况

【点评标准】

（1）处方的前记、正文、后记内容缺项，书写不规范或者字迹难以辨认的。

（2）医师签名、签章不规范或者与签名、签章与留样不一致的。

（3）药师未对处方进行适宜性审核的（处方后记的审核、调配、核对、发药栏无审核调配药师及核对发药药师签名，或者单人值班调剂未执行双签名规定）。

（4）新生儿、婴幼儿处方未写明日龄、月龄的。

（5）西药、中成药与中药饮片未分别开具处方的。

（6）未使用药品规范名称开具处方的。

（7）药品的剂量、规格、数量、单位等书写不规范或不清楚的。

（8）用法、用量使用“遵医嘱”“自用”等含糊不清字句的。

（9）处方修改未签名并注明修改日期，或药品超剂量使用未注明原因和再次签名的。

（10）开具处方未写临床诊断或临床诊断书写不全的。

（11）单张门、急诊处方超过五种药品的。

（12）无特殊情况下，门诊处方超过 7 日用量，急诊处方超过 3 日用量，慢性病、老年病或特殊情况下需要适当延长处方用量未注明理由的。

（13）开具麻醉药品、精神药品、医疗用毒性药品、放射性药品等特殊管理药品处方未执行国家有关规定的。

（14）医师未按照《抗菌药物临床应用管理办法》规定开具抗菌药物处方的。

（15）中药饮片处方药物未按照“君、臣、佐、使”的顺序排列，或未按要求标注药物调剂、煎煮等特殊要求的。

【点评细则】

（1）处方的前记、正文、后记内容缺项，书写不规范或者字迹难以辨认的。

【点评要点】

- 前记：包括医疗机构名称、患者姓名、性别、年龄、门诊或住院病历号、科别或病区和床位号、临床诊断、开具日期等。可添加特殊要求的项目。
  - ■ 麻醉药品和第一类精神药品处方还应当包括患者身份证明编号，代办人姓名、身份证明编号。

- 正文：以 Rp 或 R（拉丁文 Recipe“请取”的缩写）标示，分列药品名称、剂型、规格、数量、用法用量。划一斜线以示处方完毕。
- 后记：医师签名或者加盖专用签章，药品金额及审核、调配，核对、发药药师签名或者加盖专用签章。
- 书写不规范或者字迹难以辨认：书写位置与格式不对应，字迹经两位经办人不能准确识别。

【点评细则】

（2）医师签名、签章不规范或者与签名、签章的留样不一致的。

【点评要点】

- 医师应当在注册的医疗机构签名留样或者专用签章备案后，方可开具处方，签名或签章式样改变应重新备案。

【点评细则】

（3）药师未对处方进行适宜性审核的（处方后记的审核、调配、核对、发药栏目无审核调配药师及核对发药药师签名，或者单人值班调剂未执行双签名规定）。

【点评要点】

- 具有药师以上专业技术职务任职资格的人员负责处方审核、评估、核对、发药及安全用药指导。在执业的医疗机构取得处方调剂资格的药师签名或者专用签章式样应当在本机构留样备查。
- 适宜性审核内容包括
  - ■ 规定必须做皮试的药品，处方医师是否注明过敏试验及结果的判定。
  - ■ 处方用药与临床诊断的相符性。
  - ■ 剂量、用法的正确性。
  - ■ 选用剂型与给药途径的合理性。
  - ■ 是否有重复给药现象。
  - ■ 是否有潜在临床意义的药物相互作用和配伍禁忌。
  - ■ 其他用药不适宜情况。
- 处方后记审核等对应项药师签名或签章有缺项。

【点评细则】

（4）新生儿、婴幼儿处方未写明日龄、月龄的。

【点评要点】

- 新生儿、婴幼儿年龄表示
  - ■ 从出生到 1 个月用日龄表示，如 16 天。
  - ■ 大于 1 个月、小于 12 个月用月龄表示，如 6 个月。
  - ■ 大于 1 岁、小于 3 岁用年龄加月龄表示，如 29 个月表示为 2 岁 5 个月。
- 体质弱、体重轻的要求写明体重。

【点评细则】

（5）西药、中成药与中药饮片未分别开具处方的。

【点评要点】

- 西药和中成药可以分别开具处方，也可以开具一张处方。
- 中药饮片应单独开具处方。

【点评细则】

（6）未使用药品规范名称开具处方的。

【点评要点】

- 药品名称应当使用规范的中文名称书写，即药品通用名称、新活性化合物的专利药品名称和复方制剂药品名称；可以使用由国家卫生健康委员会公布的药品习惯名称。
    - 没有中文名称的可以使用规范的英文名称书写。
    - 拉丁文不再使用，不准使用自行编制的药品中、英文缩写或者代号。
    - 医疗机构制剂的名称必须与批准的名称一致。

【点评细则】

（7）药品的剂量、规格、数量、单位等书写不规范或不清楚的。

【点评要点】

- 药品剂量与数量用阿拉伯数字书写，剂量应当使用法定剂量单位。
    - 重量以克（g）、毫克（mg）、微克（μg）、纳克（ng）为单位。
    - 容量以升（L）、毫升（ml）为单位；国际单位（IU）、单位（U）。
    - 中药饮片以克（g）为单位。
- 各制剂书写单位
    - 片剂、丸剂、胶囊剂、颗粒剂分别以片、丸、粒、袋为单位。
    - 溶液剂以支、瓶为单位。
    - 软膏及乳膏剂以支、盒为单位。
    - 注射剂以支、瓶为单位，应当注明含量。
    - 中药饮片以剂为单位。
- 剂量规格：重量单位以克（g）为单位时，“克（g）”可以省略，直接写成 0.1、0.5 即可，其他单位必须写明；“0.5mg”避免写成“.5mg”，小数点后不应出现拖尾的 0（如 5.0mg）。
- 包装规格：依药品包装，但不宜写“一瓶、一盒”。

【点评细则】

（8）用法、用量使用“遵医嘱”“自用”等含糊不清字句的。

【点评要点】

- 药品用法可用规范的中文、英文、拉丁文或者缩写体书写，但不得使用“遵医嘱”“自用”等含糊不清字句。

- 用法、用量必须明确、具体，否则药师发药时无法给予准确的用药交待，也无法纠正处方可能出现的用法、用量失误，不符合法规要求。

【点评细则】

（9）处方修改未签名并注明修改日期，或药品超剂量使用未注明原因和再次签名的。

【点评要点】

- 处方如需修改，应当在修改处签名并注明修改日期。
- 药品用法用量应当按照药品说明书规定的常规用法用量使用，特殊情况需要超剂量使用时，应当注明原因并再次签名，尤其是用药剂量差异大时，如肿瘤化疗、激素冲击疗法等。

【点评细则】

（10）开具处方未写临床诊断或临床诊断书写不全的。

【点评要点】

- 除特殊情况外，应当注明临床诊断。
- 临床诊断是指医生给患者检查疾病，并对患者疾病的病因、发病机制做出分类鉴别，以此作为制订治疗方案的方法和途径。
- “特殊情况”是指注明临床诊断对个别患者治疗造成不利，或涉及患者隐私的，医疗机构应当遵循安全、有效、经济的合理用药原则，尊重患者对药品使用的知情权和隐私权。

【点评细则】

（11）单张门、急诊处方超过五种药品的。

【点评要点】

- 开具西药、中成药处方，每一种药品应当另起一行，每张处方不得超过 5 种药品。
- 输液溶媒及药品均分别计数，中药饮片不受此限制。
- 一般门诊处方用药应避免不合理使用大处方。
- 对少数患有多种疾病，或个别危重患者等特殊情况超过五种者，医师应注明原因，并再次签名。

【点评细则】

（12）无特殊情况下，门诊处方超过 7 日用量，急诊处方超过 3 日用量，慢性病、老年病或特殊情况下需要适当延长处方用量未注明理由的。

【点评要点】

- 慢性病、老年病：一般指需要长期或较长时间服药，其间不需要检测检查，如糖尿病、高血压等。
- 特殊情况：如行动不便患者、肿瘤患者的辅助用药，外地患者当地无此药等，一般以不超过 30 日用药为限。
- 原则：必须充分评估病情稳定性及所用药品的适宜性，抗菌药物（抗结核药除外）

及特殊管理药品不宜延长处方量。

【点评细则】

（13）开具麻醉药品、精神药品、医疗用毒性药品、放射性药品等特殊管理药品处方未执行国家有关规定的。

【点评要点】

- 药师经考核合格后取得麻醉药品和第一类精神药品调剂资格。
- 医师应当按照国家卫生健康委员会制定的麻醉药品和精神药品临床应用指导原则，开具麻醉药品、第一类精神药品处方。
- 门（急）诊癌症疼痛患者和中重度慢性疼痛患者需长期使用麻醉药品和第一类精神药品的，首诊医师应当亲自诊查患者，建立相应的病历，要求其签署《知情同意书》。
- 病历中应当留存下列材料复印件。
  - 二级以上医院开具的诊断证明。
  - 患者户籍簿、身份证或者其他相关有效身份证明文件。
- 除需长期使用麻醉药品和第一类精神药品的门（急）诊癌症疼痛患者和中重度慢性疼痛患者外，麻醉药品注射剂仅限于医疗机构内使用。
- 为门（急）诊患者开具的麻醉药品注射剂，每张处方为一次常用量；控缓释制剂，每张处方不得超过 7 日常用量；其他剂型，每张处方不得超过 3 日常用量。
- 第一类精神药品注射剂，每张处方为一次常用量；控缓释制剂，每张处方不得超过 7 日常用量；其他剂型，每张处方不得超过 3 日常用量。哌甲酯用于治疗儿童多动症时，每张处方不得超过 15 日常用量。
- 第二类精神药品一般每张处方不得超过 7 日常用量；对于慢性病或某些特殊情况的患者，处方用量可以适当延长，医师应当注明理由。
- 为门（急）诊癌症疼痛患者和中重度慢性疼痛患者开具的麻醉药品、第一类精神药品注射剂，每张处方不得超过 3 日常用量；控缓释制剂，每张处方不得超过 15 日常用量；其他剂型，每张处方不得超过 7 日常用量。
- 为住院患者开具的麻醉药品和第一类精神药品处方应当逐日开具，每张处方为 1 日常用量。
- 对于需要特别加强管制的麻醉药品，盐酸二氢埃托啡处方为一次常用量，仅限于二级以上医院内使用；盐酸哌替啶处方为一次常用量，仅限于医疗机构内使用。医疗机构应当要求长期使用麻醉药品和第一类精神药品的门（急）诊癌症患者和中重度慢性疼痛患者，每 3 个月复诊或者随诊一次。
- 癌痛患者确需使用吗啡制剂时，可由医师根据病情需要和耐受情况决定其吗啡制剂的使用剂量。

【点评细则】

（14）医师未按照抗菌药物临床应用管理规定开具抗菌药物处方的。

【点评要点】

- 按照抗菌药物分级管理办法及权限，未履行规定程序，存在越权使用抗菌药物情况。

【点评细则】

（15）中药饮片处方药物未按照“君、臣、佐、使”的顺序排列，或未按要求标注药物调剂、煎煮等特殊要求的。

【点评要点】

- 中药处方包括中药饮片处方、中成药（含医疗机构中药制剂，下同）处方，饮片与中成药应当分别单独开具处方。
- 中药饮片处方的书写，一般应当按照“君、臣、佐、使”的顺序排列；调剂、煎煮的特殊要求注明在药品右上方，并加括号，如布包、先煎、后下等；对饮片的产地、炮制有特殊要求的，应当在药品名称之前写明。
- 体现辨证论治和配伍原则。
- 中医诊断，包括病名和证型（病名不明确的可不写病名）。
- 有配伍禁忌和超剂量使用时，应当在药品上方再次签名。
- 处方用法用量紧随剂数之后，包括每日剂量、采用剂型（水煎煮、酒泡、打粉、制丸、装胶囊等）、每剂分几次服用、用药方法（内服、外用等）、服用要求（温服、凉服、顿服、慢服、饭前服、饭后服、空腹服等）等内容。例如，每日 1 剂，水煎 400ml，分早晚两次空腹温服。

Ⅱ. 判断为不适宜处方情况

【点评标准】

（1）适应证不适宜的。

（2）遴选的药品不适宜的。

（3）药品剂型或给药途径不适宜的。

（4）无正当理由不首选国家基本药物的。

（5）用法、用量不适宜的。

（6）联合用药不适宜的。

（7）重复给药的。

（8）有配伍禁忌或者不良相互作用的。

（9）其他用药不适宜情况的。

【点评细则】

（1）适应证不适宜的。

【点评要点】

- 适应证是指药物根据其用途，采用准确的表述方式，明确用于预防、治疗、诊断、缓解或者辅助治疗某种疾病或者症状。在制订治疗方案和开具处方时，药物的适应证应与患者病理、病因、病情、临床诊断相符合。
- 处方开具药品的【适应证】【功能主治】【作用与用途】与临床诊断或病情不符。

【点评细则】

（2）遴选的药品不适宜的。

【点评要点】

- “选用的药品不适宜”是指患者有使用某类药物的指征，但选用的药物相对于老年、儿童、孕妇等特殊人群，以及肝肾功能不全的某些患者，存有潜在的不良反应或安全隐患等情况。
- 处方开具药品是特殊人群如妊娠期妇女、哺乳期妇女和儿童需要禁忌使用的。
- 老年患者（代谢功能减退的）及肝肾功能不全者。
- 药品选择与患者性别、年龄不符。
- 患者有药物过敏史。
- 患者有药物禁忌的疾病史。
- 处方药品与患者疾病轻重程度不符。
- 药品浓度和溶媒选择不适宜。

【点评细则】

（3）药品剂型或给药途径不适宜的。

【点评要点】

- 药品剂型不适宜
  - ■ 鼻炎用喷鼻剂开成哮喘用粉吸入剂。
  - ■ 妇科用栓剂开成皮肤用软膏剂。
  - ■ 滴眼剂开成滴耳剂。
  - ■ 鼻饲患者开缓控释制剂。
- 给药途径不适宜
  - ■ 只能静脉注射的药物开成肌内注射。
  - ■ 外用药品用法写为口服。
  - ■ 肌内注射药品开成静脉注射。
  - ■ 注射药物作为外用冲洗药，但给药途径写注射。

【点评细则】

（4）无正当理由不首选国家基本药物的。

【点评要点】

- “无正当理由”可理解为缺乏最新的治疗指南推荐、缺乏相应的药物治疗学基础及循证医学证据等情况。
- 基本药物是适应基本医疗卫生需求，剂型适宜，价格合理，能够保障供应，公众可公平获得的药品。
- 国家基本药物目录包括两部分：基层医疗卫生机构配备使用部分和其他医疗机构配备使用部分。

【点评细则】

（5）用法、用量不适宜的。

【点评要点】

- 处方开具药品的用法、用量与药品监督管理部门批准的该药品说明书不符。
  - ■ 疗程过长或过短。
  - ■ 给药次数过多或过少。
  - ■ 用药剂量过大或不足。
  - ■ 不同适应证用法用量不适宜。
  - ■ 手术预防用药时机不适宜。
  - ■ 特殊原因需要调整用量而未调整用量的。

【点评细则】

（6）联合用药不适宜的。

【点评要点】

- 产生拮抗作用的药物联合使用，如散瞳药与治青光眼药。
- 联用后加重药物不良反应的。
- 联用后减弱药物治疗作用的。
- 不需联合用药而采用联合用药的情况。

【点评细则】

（7）重复给药的。

【点评要点】

- 重复用药的常见情况
  - ■ 同一种药物重复使用，如成分相同但商品名或剂型不同的药物合用，单一成分及其含有该成分的复方制剂合用。
  - ■ 药理作用相同的药物重复使用，如非甾体抗炎药的联合使用。
  - ■ 同类药物相同作用机制的药物合用。

【点评细则】

（8）有配伍禁忌或者不良相互作用的。

【点评要点】

- 配伍禁忌是指两种或两种以上药物联合使用时发生的可见或不可见的物理或化学变化，如出现沉淀或变色，导致药物疗效降低。
- 不良相互作用是借助于机体的因素，包括药物的吸收、分布、代谢和排泄相关的酶、转运蛋白以及受体等因素，导致的药效减弱或毒副作用增强，常以药物不良反应的形式表现出来。常见情况有以下几种。
  - ■ 药物配伍使用时，能发生混浊、沉淀、产生气体及变色等外观异常现象的理化反应。
  - ■ 药品配伍使副作用或毒性增强，引起严重不良反应。
  - ■ 药品配伍使治疗作用过度增强，超出了机体所能耐受的能力，也可引起不良反应，乃至危害患者等。

■ 药品配伍使治疗作用减弱或药品的稳定性降低。

【点评细则】

（9）其他用药不适宜情况的。

【点评要点】

● 上述点评细则以外的其他不适宜用药情况。

Ⅲ. 判断为超常处方情况

超常处方点评方法参照《专项处方点评指南十一——超说明书用药处方点评指南》。

【点评标准】

（1）无适应证用药。
（2）无正当理由开具高价药的。
（3）无正当理由超说明书用药的。
（4）无正当理由为同一患者同时开具两种以上药理作用相同药物的。

【点评细则】

（1）无适应证用药。

【点评要点】

● 无适应证用药，即无用药指征而开具处方使用药物的现象，其实质是“滥用药物”。
● 患者疾病无用药需求。

【点评细则】

（2）无正当理由开具高价药的。

【点评要点】

● “无正当理由”可理解为缺乏最新的治疗指南推荐、缺乏相应的药物治疗学基础及循证医学证据等情况。
● 处方用药应优先使用国家基本药物。
● “高价药品”是使用药品的价格相对基本医疗用药而言价格昂贵的药品，特别是药物经济学评价中效益/风险值差的药品。
● 其他处方药品品种多、数量大情况。
● 人情方和严重用药不当。

【点评细则】

（3）无正当理由超说明书用药的。

【点评要点】

● 超说明书用药是指适应证、给药方法或剂量在国家食品药品监督管理总局（CFDA）批准的药品说明书之外的用法。
● “无正当理由”可理解为缺乏最新的治疗指南推荐、缺乏相应的药物治疗学基础及循证医学证据等情况。

● 超说明书用药是临床用药的现实情况，应建立专门管理制度，履行管理程序。

【点评细则】

（4）无正当理由为同一患者同时开具两种以上药理作用相同药物的。

【点评要点】

● “无正当理由”可理解为缺乏最新的治疗指南推荐、缺乏相应的药物治疗学基础及循证医学证据等情况。

● 同一处方开具药理作用相同的药物，如非甾体抗炎药、同类抗菌药物等。

● 不同就诊科室为同一患者开具两种以上药理作用相同药物情况。

附 3　不合理处方统计表

医疗机构名称：				处方日期：　年　月		
统计人：				审核人：		
序号		问题代码	存在问题	门诊处方	急诊处方	医嘱单
1	不规范处方	1-1	处方的前记、正文、后记内容缺项，书写不规范或者字迹难以辨认的			
2		1-2	医师签名、签章不规范或者与签名、签章的留样不一致的			
3		1-3	药师未对处方进行适宜性审核的（处方后记的审核、调配、核对、发药栏目无审核调配药师及核对发药药师签名，或者单人值班调剂未执行双签名规定）			
4		1-4	新生儿、婴幼儿处方未写明日龄、月龄的			
5		1-5	西药、中成药与中药饮片未分别开具处方的			
6		1-6	未使用药品规范名称开具处方的			
7		1-7	药品的剂量、规格、数量、单位等书写不规范或不清楚的			
8		1-8	用法、用量使用“遵医嘱”“自用”等含糊不清字句的			
9		1-9	处方修改未签名并注明修改日期，或药品超剂量使用未注明原因和再次签名的			
10		1-10	开具处方未写临床诊断或临床诊断书写不全的			
11		1-11	单张门急诊处方超过五种药品的			
12		1-12	无特殊情况下，门诊处方超过 7 日用量，急诊处方超过 3 日用量，慢性病、老年病或特殊情况下需要适当延长处方用量未注明理由的			
13		1-13	开具麻醉药品、精神药品、医疗用毒性药品、放射性药品等特殊管理药品处方未执行国家有关规定的			
14		1-14	医师未按照抗菌药物临床应用管理规定开具抗菌药物处方的			
15		1-15	中药饮片处方药物未按照“君、臣、佐、使”的顺序排列，或未按要求标注药物调剂、煎煮等特殊要求的			
小计 1						
16	用药不适宜处方	2-1	适应证不适宜的			
17		2-2	遴选的药品不适宜的			
18		2-3	药品剂型或给药途径不适宜的			
19		2-4	无正当理由不首选国家基本药物的			
20		2-5	用法、用量不适宜的			

续表

序号		问题代码	存在问题	门诊处方	急诊处方	医嘱单
21	用药不适宜处方	2-6	联合用药不适宜的			
22		2-7	重复给药的			
23		2-8	有配伍禁忌或者不良相互作用的			
24		2-9	其他用药不适宜情况的			
小计 2						
25	超常处方	3-1	无适应证用药			
26		3-2	无正当理由开具高价药的			
27		3-3	无正当理由超说明书用药的			
28		3-4	无正当理由为同一患者同时开具两种以上药理作用相同药物的			
小计 3						
总数						
点评数						
不合理数						
不合理比例（%）						
不合理张数						
不合理张数的比例（%）						

三、案例分析

【病例 1】

患者，男性，24 岁，铁路民工。主诉：在铁路工地上劳动时，突然大汗淋漓、口吐白沫、口唇青紫、晕倒在地，由其他民工抬入医院。因患者神志不清，无法问病史，据其他民工反映，既往体健，无任何疾病史。体检时，医生发现患者仅穿一件贴身棉衣，解开棉衣时可闻及一股淡淡的大蒜样气味，口鼻内流出大量分泌物，两眼上翻，四肢抽搐，两侧瞳孔极度缩小，颈胸部肌束颤动，呼吸困难，心率 120 次/分，呼吸 24 次/分，血压 13.3/10kPa（100/75mmHg），两肺可闻及水泡音，大小便失禁。诊断：急性有机磷农药中毒。治疗方案：①脱去棉衣，清洗皮肤；②阿托品 10mg 静脉注射，随后每 5～10min 静脉注射 5mg，直至“阿托品化”后调整剂量；③解磷定 0.8g，缓慢静脉注射，半小时后减半量重复 1 次，随后解磷定 1g 溶于 1000ml 盐水中静脉滴注。

讨论：

（1）该患者诊断有机磷农药中毒的依据是什么？中毒的途径是什么？可能导致患者死亡的主要原因是什么？

（2）该患者为何要清洗皮肤？清洗皮肤时应注意哪些问题？

（3）阿托品能解除患者的哪些症状？应用时应注意哪些问题？“阿托品化”的标志有哪些？

（4）解磷定应用时应注意哪些问题？它解救有机磷中毒的机制是什么？能否取代阿托品或被阿托品取代？

（5）药物急性中毒的一般解救原则是什么？

【病例 2】

患者，女性，40 岁。患者上腹部绞痛，间歇发作已数年。入院前 30 天，患者绞痛发作后有持续性钝痛，疼痛剧烈时放射到右肩及腹部，并有恶心、呕吐、腹泻等症状，经某医院诊断为胆石症、慢性胆囊炎。患者入院前曾因疼痛注射过吗啡，用药后呕吐更加剧烈、疼痛不止、呼吸变慢、腹泻却得到控制。患者来本院后，用抗生素控制症状，并肌内注射哌替啶 50mg、阿托品 0.5mg，每 3～4h 一次，并行手术治疗。术后患者伤口疼痛，仍继续应用哌替啶 50mg、阿托品 0.5mg，10 天后痊愈出院。出院后仍感伤口疼痛，继续注射哌替啶。患者思想上很想用此药，如果一天不注射，则四肢怕冷、情绪不安、手脚麻木、气急、说话含糊、甚至发脾气、不听劝说，用药后就安静舒服。现每天要注射哌替啶 4 次，每天 300～400mg，晚上还需加服巴比妥类方能安静入睡。

讨论：

（1）患者在入院前用吗啡，入院后用哌替啶，依据何在？如此应用是否合适？

（2）患者出院后为什么要继续应用哌替啶？

（3）为什么用吗啡后呕吐更剧烈、呼吸变慢、疼痛不止而腹泻却得到控制？

（4）为什么在使用哌替啶时合用阿托品？

【病例 3】

患者，女性，39 岁。患者自 1994 年起出现喘息，间断发作并逐渐加重。1999 年，患者偶用阿司匹林治疗感冒，用药后 30min 哮喘严重发作，大汗、发绀、强迫坐位，经抢救（使用大量皮质激素和氨茶碱等）4h 后逐渐缓解。2002 年，患者误服复方阿司匹林 1 片，哮喘再次加重，经抢救 6h 后缓解。患者自患病以来，经常出现鼻痒、打喷嚏、鼻塞症状，并有鼻息肉自行脱落入鼻前庭。体格检查：鼻黏膜充血水肿，左右中鼻道各有蚕豆大一块息肉。唇甲轻度发绀。双肺可闻及哮鸣音，胸片肺纹理粗乱，轻度肺气肿征，肺功能 FEV_1 为 57.9%。心电图及超声心动图均示右心室肥厚。

诊断：阿司匹林诱发哮喘。

治疗：入院后经抗炎、平喘等治疗，症状时轻时重。后于 12 月 16 日及 30 日分两次行鼻息肉摘除及筛窦双侧开放手术，术后继续使用上述抗炎平喘药治疗，喘息发作次数及严重程度逐渐减轻，术后 3 周查肺功能 FEV_1 为 85%。服用近 10 年的皮质激素减至每周 1.5mg 地塞米松，基本康复出院。出院后 5 个月追访患者，已停用激素 2 个月，偶有轻度喘息，间断使用少量平喘药。

讨论：

（1）阿司匹林诱发或加重哮喘的机制是什么？

（2）应用阿司匹林时应注意什么问题？

（3）如何防治阿司匹林哮喘？

【病例 4】

患者，男性，30 岁，患有上消化道溃疡病史。因受寒、饮食不当等诱发中上腹部胀闷、疼痛、呕吐。给予肌内注射氯丙嗪 25mg 和阿托品 0.25mg 后，呕吐及疼痛缓解，患者起床行走，突然头晕眼花，跌倒在地。查患者面色苍白，出冷汗，血压 10.6/8.0kPa，诊断为直立性低血压。瞩患者卧床休息，饮糖水 1 杯，约 1 小时后，面色转正常，但仍然感到心慌气短，血压 14.6/10.6kPa。再观察 4 小时，完全恢复正常，出院。

讨论：

（1）患者为什么会产生直立性低血压？如何预防？

（2）如果经上述处理血压不能恢复，可用何药治疗？能否使用肾上腺素？

【病例 5】

患者，女性，53 岁。患者 9 年前开始有发热、双膝关节疼痛、劳动后心悸气短。近 3 年来，患者活动后心慌气短加重，剧烈活动后尤甚，仅能胜任一般轻度工作，还经常伴有全身疼痛。当地医院诊断为“风湿性心脏病”。近半年来，患者病情加重，经常心慌、气促、咳嗽、下肢水肿，有时痰中带血。患者曾在当地医院用青霉素、链霉素、氢氯噻嗪、呋塞米、地高辛治疗，症状有所缓解。近日来，症状较前明显加重，稍动即喘、呼吸困难、不能平卧。颈静脉怒张，肝于肋下 4cm，肝颈逆流征（+）。心率 96 次/分，心尖部可闻及Ⅱ级收缩期杂音和中度舒张期杂音。二尖瓣面容（两颊紫红，口唇轻度发绀），尿少。当地医院诊断为风湿性心脏病，二尖瓣狭窄和心力衰竭。用毒毛花苷 K 和毛花苷丙抢救，并给予氢氯噻嗪。3 天前因转院，为防止途中劳累症状加重，患者开始口服地高辛 2 片，每日 3 次，泼尼松 5mg，每日 3 次。昨天，患者感觉心悸、胸闷不适，恶心、呕吐 2 次。今晨，患者继续口服地高辛和泼尼松 1 次，恶心、呕吐更甚，来院就诊。心电图显示心律不齐，二联律，心率 140 次/分。诊断：风湿性心脏病（二尖瓣狭窄），心功能不全Ⅱ级，洋地黄中毒。治疗：当日即用利多卡因 200mg，静脉滴注，未见效果。加用氢化可的松 12.5mg，口服 10%枸橼酸钾 20ml，5%葡萄糖 500ml 内加 10%KCl 15ml 静脉滴注。体格检查：血钾 3.22mmol/L，血钠 90mmol/L。次日，心率仍快，继续补钾。

讨论：

（1）诊断洋地黄中毒的依据是什么？应用泼尼松时应注意什么问题？

（2）洋地黄中毒时应使用何药对抗？其对抗机制是什么？

（3）对该患者所患疾病如何继续治疗？可选用哪些药物？

【病例 6】

患者，男性，教师，46 岁，因患顽固性皮肤疾患用地塞米松治疗，每次口服 0.75mg，一日 3 次，连续服药 3 年余，后来患者盗汗、乏力、咳嗽，X 线胸片诊断为活动性肺结核，因而用异烟肼、链霉素治疗并停用地塞米松。停用激素后 1 周，患者突然高热、寒战、心率加快、尿量减少、血压下降，经抢救无效患者死亡。

讨论：

（1）该患者用药期间为什么会诱发活动性肺结核？

（2）停用激素后，患者为什么病情加重?如何避免这一不良反应的发生？

（3）患者死亡的原因是什么？请你给该患者制订抢救的方案，并说明用药依据。

（4）简述糖皮质激素适应证、禁忌证及用药注意事项。

（廖清船）

附录一　常用药理学实验仪器的使用方法

一、低速离心机的使用方法

（一）仪器用途

离心机是利用离心力分离母液和沉淀的一种仪器，是实验室中用于离心沉淀的常规仪器。

（二）基本操作

1. 离心前检查　使用前必须先检查面板上的旋钮是否处于规定的位置上，即转速和时间均显示为零。检查转子是否完好，内部有无异物。启动空载的离心机，观察是否转动平稳。

2. 离心原则　每支离心管中放置等量的样品，然后将离心管放置在转子内对称位置。以免由于重量不等、放置位置不对称而使离心机在使用过程中产生震动，影响离心机使用寿命。

3. 离心操作　对称放置配平的离心管后，盖严离心机盖。调节转速调节钮，逐渐增加转速至所需值，调节时间调节钮，调至实验所需时间值。离心完毕后，离心机可缓慢将转速降为零。待离心机停稳后取出离心管。实验结束后，关掉离心机，拔掉电源。

（三）注意事项

1. 离心机要放置在坚固、平整、干燥的台面上，以免运转时产生意外。

2. 离心的启动、停止都要慢，否则离心管易破碎或液体从离心管中溅出。

3. 离心过程中，若听到特殊响声，应立即停止离心，检查离心管。若离心管已碎，应清除并更换新管；若管未碎，应重新平衡。

4. 离心机不使用时，需拔下与外电网相连的电源线。

二、数控超级恒温灌流泵的使用方法

（一）仪器简介

数控超级恒温槽的使用范围比较广，适用于生物、化学、物理、植物、化工等科学精密恒温的直接加热制冷和辅助加热制冷之用。数控超级恒温水槽结构为金属长方形，采用冷轧钢板制作外壳，不锈钢内胆，数显温控仪、电源、水泵均装在控制盒内，数控超级恒温水槽有一个核心的部件——微机智能控制系统，用来控制温度的变化，最终达到一个恒温的状态。

（二）操作步骤

1. 在槽内加入液体介质，液体介质液面不能低于工作台板 20mm。

2. 液体介质的选用

（1）室温 8～80℃时，液体介质一般选用纯净水。

（2）工作温度 80～90℃时，液体介质一般选用水油混合液。

（3）工作温度95℃以上时，液体介质一般选用油，油的开杯闪点值应当高于工作温度15℃以上（注：工作温度指的是槽内液体介质要达到的温度）。

3. 循环泵的连接

（1）内循环泵的连接，将出液管与进液管用软管连接即可（随机配一根软管）。

（2）外循环泵进行外循环的连接，将出液管用软管连接在槽外容器进口，将进液管接在槽外部容器出口。

4. 如工作温度＞100℃时，建议连接管采用金属管或耐高温硅胶管。

5. 插上电源，开启“电源”开关，开启“循环”开关。

6. 仪表操作

（1）仪表按键说明：移位键“◀”，加键“▲”，减键“▼”，设定功能键SET。

（2）温度设定：按设定功能键进入温度设定值设定状态。设定值末位闪烁，此时先按移位键，后按加键，设定所需的工作温度，再按设定功能键并保存设定值，此时测量显示的是当前槽内液体介质的温度，此后微机进入自动控制状态。所设定的工作温度应高于室内温度8℃。

（3）其他参数说明

1）SC：表示测量修正；T：表示时间比例周期；P：表示时间比例带；I：表示积分系数；d：表示微分系数。

2）按设定功能键5秒后自动进入其他参数设定值状态，此时测量窗口显示“SC”字样，按加键或减键设定所需的参数，再按设定功能键，测量值窗口显示“T”字样，按加键或减键设定所需的参数，以此类推到全部参数修改完成，再按设定功能键5秒又恢复正常控制状态，并保存各设定值。

注：①设定所需的工作温度和其他参数结束时，在15秒以内再按设定功能键保存设定值，如超出15秒设定值自动恢复原设定值。②一般情况下，不要自行修改各参数，除测量值修正可以修改。③待测量值到达工作温度时，对照插入槽内实验所要求的温度计，修正测量值与实际槽内的温度差，稳定一段时间即可进行实验或测试。

（三）注意事项

1. 使用前槽内应加入液体介质。

2. 使用电源50Hz，220V，电源功率要大于或等于仪器的总功率，电源必须有良好的“接地”装置。

3. 仪器应安置于通风干燥处，后背及两侧离开障碍物300mm距离。

4. 使用完毕，所有开关置关机状态，拔下电源插头。

（四）仪器故障分析及排除（附表1）

附表1　常见的仪器故障及排除

序号	故障	可能原因	排除
1	无显示	未正常接通电源；熔断丝损坏	检查未接通电源原因并重新接好； 换熔断丝，如再烧坏与厂家联系
2	不加热	设定温度低于测量温度； 加热器损坏； 温度传感器接触不好或损坏	重新设定温度； 与厂商联系报修； 检查传感器连线并接好或报修
3	显示“OUEY”	温度传感器接触不好或损坏	检查传感器连线并接好或报修

三、恒温水浴振荡器的使用方法

（一）仪器简介

数显恒温水浴振荡器是一种温度可控的恒温水浴槽和振荡器相结合的生化仪器，主要适用于各大中院校、医疗、石油化工、卫生防疫、环境监测等科研部门做生物、生化、细胞、菌种等各种液态、固态化合物的振荡培养。按其工作方式可分为往复式、回旋式和往复-回旋双功能式。现以 SHA-B 型数显恒温水浴振荡器（双功能式）为例简要介绍该类仪器的使用。

（二）基本操作

1. 向水箱内加入一定量的水（振动板入水 2cm 为宜），将需振荡培养的样品夹在托盘夹具上。

2. 装入试验瓶，并保持平衡，如是双功能机型，设定振荡方式。

3. 接通电源，根据机器表面刻度设定定时时间，如需长时间工作，将定时器调至“常开”位置。

4. 打开电源开关，设定恒温温度。

（1）将控制小开关置于“设定”段，此时显示屏显示的温度为设定的温度，调节旋钮，设置到工作所需温度即可，设定的工作温度应高于环境温度，此时机器开始加热，黄色指示灯亮，否则机器不工作。

（2）将控制部分小开关置于“测量”端，此时显示屏显示的温度为试验箱内空气的实际温度，随着箱内气温的变化，显示的数字也会相应变化。

（3）当加热到所需的温度时，加热会自动停止，绿色指示灯亮；当试验箱内的热量散发，低于所设定的温度时，新的一轮加热又会开始。

5. 开启振荡装置。

（1）打开控制面板上的振荡开关，指示灯亮。

（2）调节振荡速度旋钮至所需的振荡频率。

6. 工作完毕切断电源，将调速旋钮与控温旋钮调至最低点。

7. 清洁机器，保持干净。

（三）注意事项

1. 仪器外壳应妥善接地，以免发生意外。

2. 严禁各种溶液进入控制室内，以免损坏主机。

3. 严禁箱内无油或无水加热，以免烧坏加热管。

四、分光光度计的使用方法

（一）工作原理

分光光度计测量的理论依据是 Lambert-Beer 定律：当溶液中的物质在单色光的照射和激发下，产生了对光吸收的效应，光能量减弱的程度和物质的浓度有一定的比例关系，即

$$A=K \cdot c \cdot L$$

式中，A 为吸光度，是透光率 T 的负对数，代表物质对光的吸收程度；c 为溶液中物质的

浓度；L 为溶液的光径长度（比色皿的厚度）；K 为吸光系数。通常比色皿厚度 L 一定；只要测定波长、溶剂、温度一定，K 只与物质的本性有关，也为常数。因此吸光度 A 与物质的浓度 c 成正比，这就是分光光度法测定物质浓度的依据。此外，在吸光系数 K 越大的情况下，物质的吸光能力越强，灵敏度越高，因此通常选用该物质的最大吸收波长（λ_{max}）或其附近波长作为测定波长。

（二）基本操作

722、722S 和 VIS-7220N 型可见分光光度计性能较好，在定量比色分析中应用较为普遍。现以这三型仪器为例介绍分光光度计的使用方法。

1. 722 型可见分光光度计使用方法

（1）预热：将选择开关置于“T”，打开电源开关，使仪器预热 20 分钟。为了防止光电管疲劳，不要连续光照，预热仪器时和不测定时应将试样室盖打开，使光路切断。

（2）选定波长：根据实验要求，转动波长手轮，调至所需要的单色波长。

（3）固定灵敏度挡：在能使空白溶液很好地调到“100%”的情况下，尽可能采用灵敏度较低的挡，使用时，首先调到“1”挡，灵敏度不够时再逐渐升高。但换挡改变灵敏度后，须重新校正“0%”和“100%”。选好的灵敏度，实验过程中不要再变动。

（4）调节 T=0%：轻轻旋动“0%”旋钮，使数字显示为“00.0”（此时试样室是打开的）。

（5）调节 T=100%：将盛蒸馏水（或空白溶液，或纯溶剂）的比色皿放入比色皿座架中的第一格内，并对准光路，把试样室盖子轻轻盖上，调节透光率“100%”旋钮，使数字显示正好为“100.0”。

（6）吸光度的测定：将选择开关置于“A”，盖上试样室盖子，将空白液置于光路中，调节吸光度调节旋钮，使数字显示为“.000”。将盛有待测溶液的比色皿放入比色皿座架中的其他格内，盖上试样室盖，轻轻拉动试样架拉手，使待测溶液进入光路，此时数字显示值即为该待测溶液的吸光度值。读数后，打开试样室盖，切断光路。重复上述测定操作 1～2 次，读取相应的吸光度值，取平均值。

（7）浓度的测定：选择开关由“A”旋至“C”，将已标定浓度的样品放入光路，调节浓度旋钮，使得数字显示为标定值，将被测样品放入光路，此时数字显示值即为该待测溶液的浓度值。

（8）关机：实验完毕，切断电源，将比色皿取出洗净，并将比色皿座架用软纸擦净。

注意事项：①测量完毕，速将暗盒盖打开，关闭电源开关，将灵敏度旋钮调至最低挡，取出比色皿，将装有硅胶的干燥剂袋放入暗盒内，关上盖子，将比色皿中的溶液倒入烧杯中，用蒸馏水洗净后放回比色皿盒内。②每台仪器所配套的比色皿不可与其他仪器上的表面皿单个调换。

2. 722S 型可见分光光度计使用方法

（1）预热：为使仪器内部达到热平衡，开机后预热时间不小于 30 分钟。开机后预热时间小于 30 分钟时，请注意随时操作置 0%（T）、100%（T），确保测试结果有效。

（2）调整测定波长：旋动波长手轮，把所需波长对准刻度线。调节波长时，视线一定要与视窗垂直。

（3）置 0%（T）：调整好测定波长继续预热一段时间后，按 MODE 键，点亮“TRANS”透射比指示灯。打开样品室盖，切断光路，按“0%ADJ”键即能自动置 0%（T），一次未到位可加按一次。

（4）置 100%（T）：将用作参比的样品置入样品室光路中，关闭掀盖后按“100%ADJ”键即能自动置 100%（T），一次未到位可加按一次。

（5）测定溶液的透射比：完成上述（1）～（4）设置后，在“TRANS”透射比模式下，拉出拉杆，使待测样品进入光路，显示值即为被测样品的透射比。

（6）测定溶液的吸光度：完成上述（1）～（4）设置后，按 MODE 键，点亮“ABS”吸光度指示灯。拉出拉杆，使待测样品进入光路，显示值即为被测样品的吸光度值。

3. VIS-7220N 型可见分光光度计使用方法

（1）仪器测量前的调整

1）打开仪器开关，仪器将自动进入标准测量模式，将仪器预热 15 分钟后即可进行测量。

2）旋转波长旋钮，使波长显示窗示数为测量波长。

3）将空白溶液、挡光块放入样品池，并关好样品室门。

4）将空白溶液拉入光路，按 100%键调百，待液晶显示 *T* 值为 100%时表示已调整完闭。

5）将挡光杆拉入光路，观察 *T* 值是否显示为零，如不是则按 0%键调零。

6）将空白溶液再次拉入光路，观察 *T* 值是否为 100%，如不是则再次进行调百、调零，直至空白样品的透光率（*T*）测量值为 100%，同时又满足挡光块透光率（*T*）测量值为 0%时完成仪器的调整。

（2）透射比与吸光度的测量：在完成仪器的调整后，将样品放入样品池，将其拉入光路中，此时所显示的 *T* 与 *A* 值便是此样品的透光率与吸光度值。

五、BL-420 生物机能实验系统的使用方法

（一）系统组成与基本工作原理

BL-420 生物机能实验系统由硬件（附图 1）和软件两大部分组成。系统硬件由外置 USB 接口连接，主要用于观察动物在体和离体器官中产生的微弱电信号或非电信号，如神经放电、胃肠电、脑电、肌电和心电，以及血压、呼吸、肌张力等信号，能较好完成生理学、药理学和病理生理学试验教学及科研工作。

基本工作原理：硬件主要完成对各种生物电信号和非生物电信号的采集，并对采集的信号进行处理、放大、滤波，进而对信号进行 A/D 转换，使之进入计算机。软件主要用来对已经数字化的生物信号进行显示、记录、存储、处理和打印输出，同时对系统各部分进行控制（附图 2）。

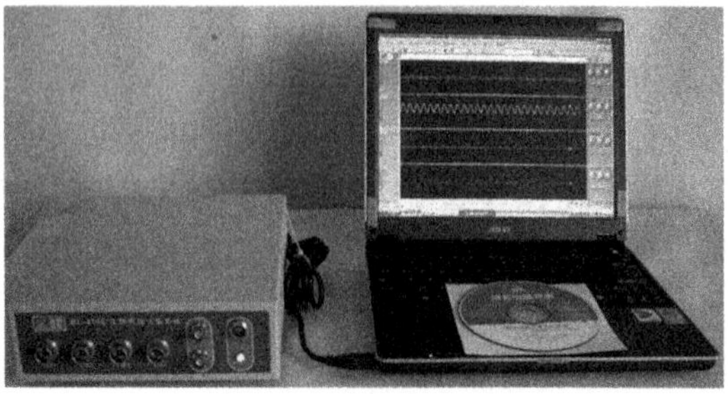

附图 1　BL-420 生物机能实验系统

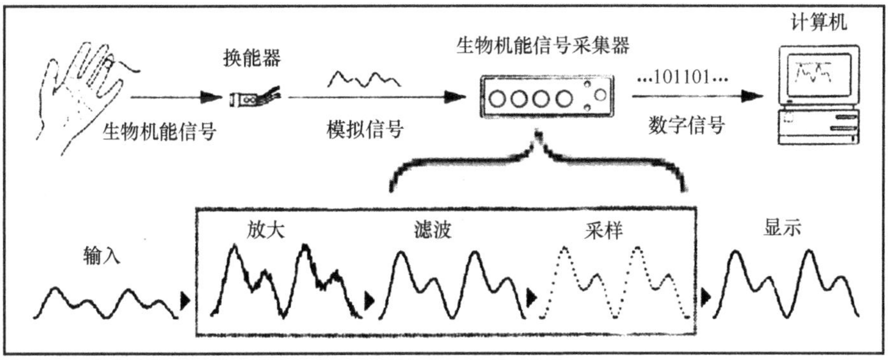

附图 2　生物机能实验系统原理图

（二）硬件和软件安装

BL-420 生物机能实验系统的硬件部分为外置式，通过 USB 接口与计算机相连即可。随机的专用软件一般存于光盘，在 Windows 系统下阅读光盘目录，用鼠标双击软件文件夹，再双击“BL-420 生物机能实验系统”，最后双击“set up”图标，即可顺利安装。

启动 BL-420 生物机能实验系统：开机进入 Windows 系统，双击 BL-420 生物机能系统图标，再双击 BL-NewCentury 生物信号显示与处理软件图标，即可进入主菜单界面（附图 3）。

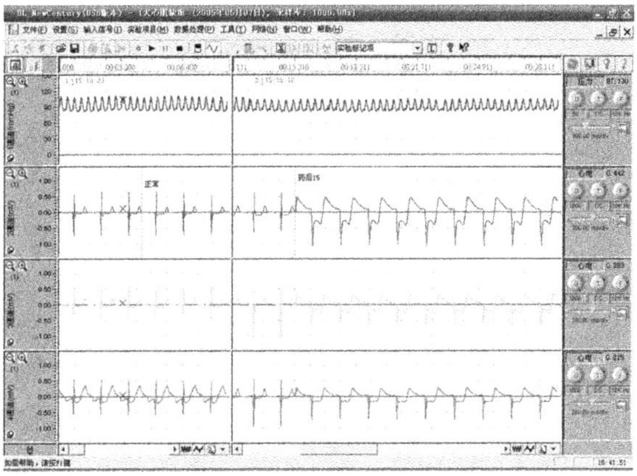

附图 3　BL-NewCentury 生物信号显示与处理软件主界面

（三）菜单界面及功能介绍

主菜单包括文件、设置、输入信号、实验项目、数据处理、工具、网络、窗口及帮助等 9 项主菜单。

1. 文件菜单　包含打开、另存为、打开配置、保存配置、打开上一次实验配置、高效记录方式、删除文件、打印、打印预览、定制打印对话框、最近文件和退出等 13 个命令。

（1）打开：首先在“打开”对话框中选择一个文件名，然后单击“打开”按钮，即可打开反演数据文件，观察和分析以前记录的实验结果。

（2）另存为：此命令只在数据反演时起作用，该功能可以将正在反演的数据文件另外起一个名字进行存储，或者将文件存储到其他目录的位置，此时还可对另外存储的文件进行二次采样，降低原有数据的采样率。

（3）打开配置：从自定义模块名下拉式列表中选择一个原来存储的实验模块，然后按“确定”按钮，系统将自动按照这个实验模块存储的配置进行实验设置，同时启动实验。

（4）保存配置：配置是实验者根据自己的要求设计的实验，并获得较理想的记录结果时的仪器参数。选择“保存配置”命令，系统会自动弹出“另存为”对话框，在此对话框中输入自定义实验模块的名字，然后按下“保存”命令按钮即可。

（5）高效记录方式：选择该命令，将在高效记录方式和安全记录方式之间进行切换。但在前一种记录方式下，如果在实验中曾执行过暂停命令，即使发生意外，暂停前的数据也不会丢失，因此高效记录方式较安全记录方式更为优越。

至于“文件”菜单中的其他功能，包括文件的删除和打印等设置明确，无须说明。

2. 设置菜单 用鼠标单击顶级菜单上的“设置”菜单项，“设置”下拉式菜单将被弹出，其中包括工具条、状态栏、实验标题、实验人员、实验相关数据、设置记录时间、扫描显示方式、显示方向和定标等（附图4）。

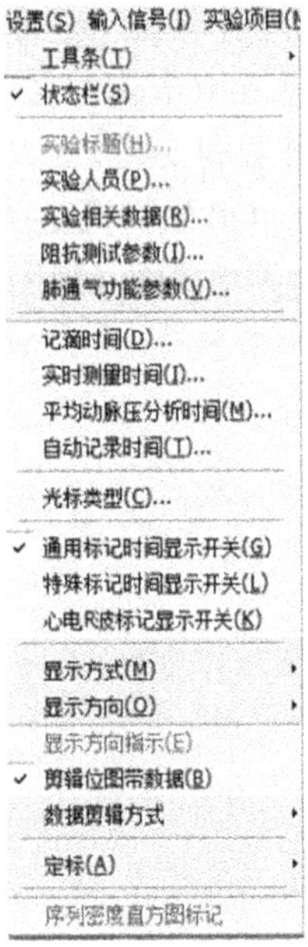

附图4 设置菜单

（1）工具条：选择该菜单选项，在弹出的工具条菜单中包含有三个命令：标准工具条、图形剪辑工具条和定制，其中标准工具条为一开关命令，用于打开或关闭 BL-NewCentury 软件的标准工具条。

（2）状态栏：这是一个开关命令，用于打开或者关闭 BL-NewCentury 软件窗口底部显示信息的状态栏。

（3）实验标题：选择该命令，在弹出“设置实验标题”对话框中设置或者改变实验标题。

（4）实验相关人员：选择该命令，在弹出的“实验组及组员名单输入”对话框中输入实验人员的名字及组号（附图4）。

（5）实验相关数据：通过该命令设置一些与本实验相关的数据。选择该命令后弹出“实验相关数据设置”对话框（附图5），在对话框中可以设置本此实验中使用的动物名称、体重、麻醉方法、麻醉剂和麻醉剂剂量等参数。

（6）设置记录时间：选择该命令，将弹出“设置记录时间”对话框（附图6），进而对记录时间进行设置。

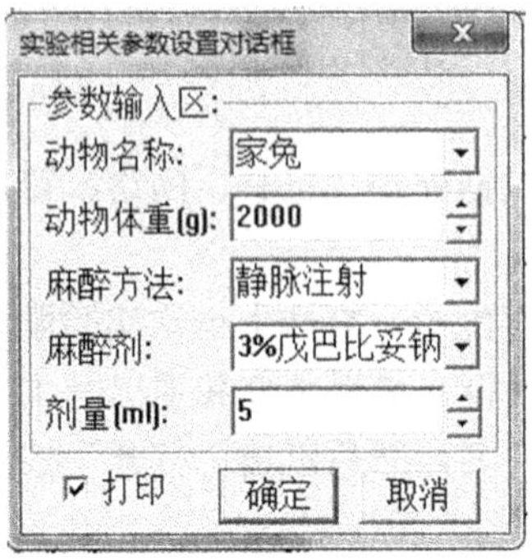

附图5 实验相关数据设置对话框

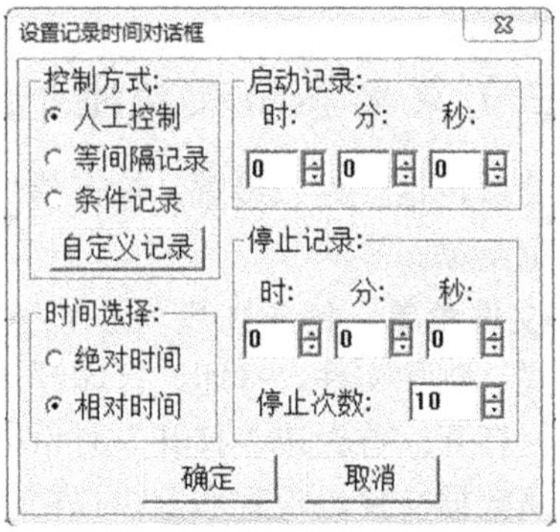

附图6 设置记录时间对话框

（7）扫描显示方式：指以心电监护仪的工作方式进行波形显示，整个波形并不移动，每次只刷新需要改变的一部分波形。

（8）显示方向：选择该命令，再弹出的子菜单中包含有两个命令——从右向左和从左向右。该命令在实时实验过程中对连续显示的波形起作用。

（9）定标：选择该命令，将弹出定标菜单的子菜单，包含有两个命令——调零和定标。

1）调零：调零的具体操作步骤如下。从“定标”子菜单中选择“调零”命令，此时会弹出一个对话框；在对话框中按“确定”按钮，会弹出一个“放大器调零”对话框，同时四个通道自动启动数据采样和波形显示。此时通过“放大器调零”对话框进行调零处理。

2）定标：当选择定标命令后，将弹出一个“定标密码输入”对话框，输入定标密码，进入到定标过程中，此时，四个信号采集通道，将自动启动数据采样，采样后的波形显示在四个通道的波形显示窗口中，并且在 BL-NewCentury 软件主界面的左下方将弹出一个“定标”对话框（附图 7），通过选择定标对话框中不同参数就能够在一次定标过程中同时完成对 4 个通道的不同传感器信号的定标操作。定标过程如下所示。

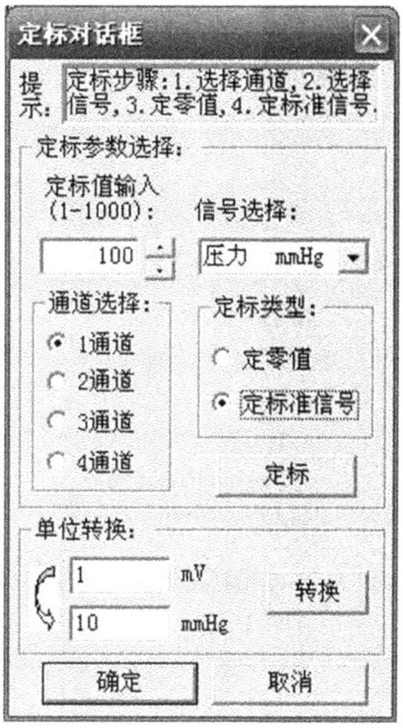

附图 7　定标对话框

A. 如果为张力信号进行定标处理，那么需要将“信号选择”参数选为张力信号。

B. 首先对 1 通道进行定标，将“定标类型”参数设定为“定零值”，然后将张力传感器插入到一通道上，并使其处于不加任何负载状态，通过观察 1 通道出现的波形，调节张力传感器的零点，使其输入信号处于离 1 通道基线最近的位置。当输入信号稳定后，用鼠标按下定标对话框中右下方的“定标”按钮。

C. 将定标类型参数设定为“定标准信号”，然后在张力传感器上挂一个砝码，砝码的大小可以在 1～20g 的范围内任意选择。例如，选择 10g 重的砝码，然后在“定标值输入”编辑框中输入在张力传感器上吊挂的砝码重量 10。观察 1 通道波形显示的位置，不能使其饱和，如果输入信号饱和，您可以通过减小 1 通道的增益或减小传感器上吊挂砝码的重量等方法来使传感器的输入处于非饱和状态。当输入信号稳定后，用鼠标按下“定标”对话框中右下方的“定标”按钮，完成 1 通道张力信号的定标。

D. 将通道选择参数设定为 2 通道，定标类型参数设定为“定零值”，然后将同一个张力传感器插入到 2 通道的信号输入接口上，但须注意，此时，无论 2 通道的输入信号线是否在基线上，均不可再调节张力传感器的零点，否则，1 通道的定标值将不准确。重复步骤 B、C，完成 2 通道的定标。

E. 使用与 2 通道定标同样的方法为 3 通道、4 通道定标。

F. 如果需要为其他传感器信号，如压力信号、温度信号、气体流量信号等定标，其定标方法与张力信号定标的方法完全一样，只是需要将“信号选择”参数改为其他信号的名称，同时连接不同的传感器即可。

G. 定标完成后，如果按“确定”按钮，定标结果将被存储到 Biolap98.cf8 配置文件中；如果您按“取消”按钮，本次定标无效，定标结果将不被存储。

当用鼠标单击顶级菜单条上的“输入信号”菜单项时，“输入信号”下拉式菜单被弹出，其中包括右 1 通道、2 通道、3 通道、4 通道 4 个菜单项，每一个菜单项的右边输入信号选择子菜单（附图 8，附图 9）。当选定了 1 通道的输入信号类型后，可以再通过“输入信号”菜单继续选择其他通道的输入信号，当选定所有的输入信号类型之后，使用鼠标单击工具条上的“开始”命令按钮，就可以启动数据采样，观察信号。

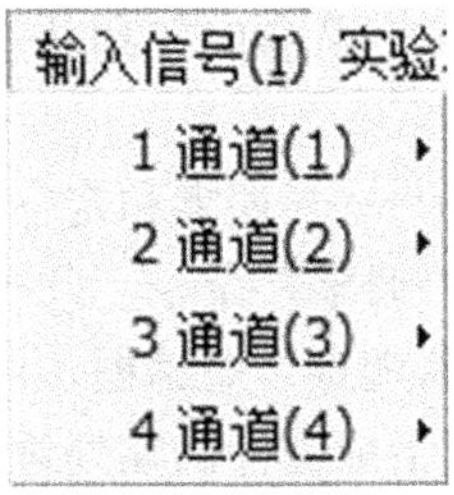

附图 8　输入信号下拉式菜单

3. 实验项目菜单　当用鼠标单击顶级菜单条上的“实验项目”菜单项时，“实验项目”下拉式菜单将被弹出，其中包含 8 个菜单项（附图 10），分别是肌肉神经实验、循环实验、呼吸实验、消化实验、感觉器官实验、中枢神经实验、泌尿实验及其他实验。每一组实验项目下又包含有若干个具体的实验模块，当选择某一实验，如肌肉神经试验时，则会向右弹出具体实验模块的子菜单（附图 11）。根据自己的需要选择一个实验模块，当模块选定后，系统将自动设置实验所需的各项参数，包括信号采集通道、采集率、增益、时间常数、滤波及刺激器参数，并且将自动启动数据采样，直接进入到实验状态。

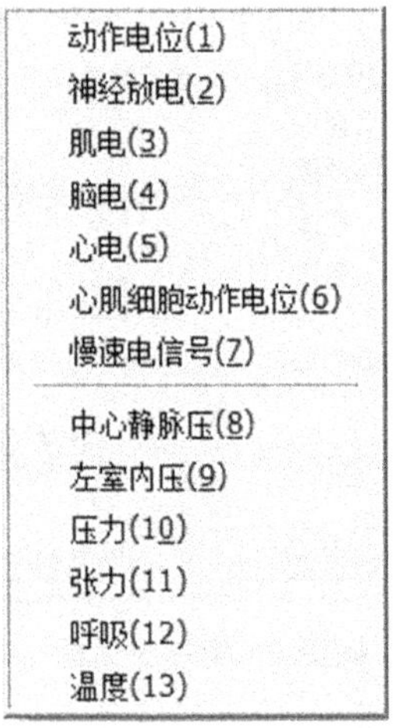

附图 9　输入信号选择子菜单

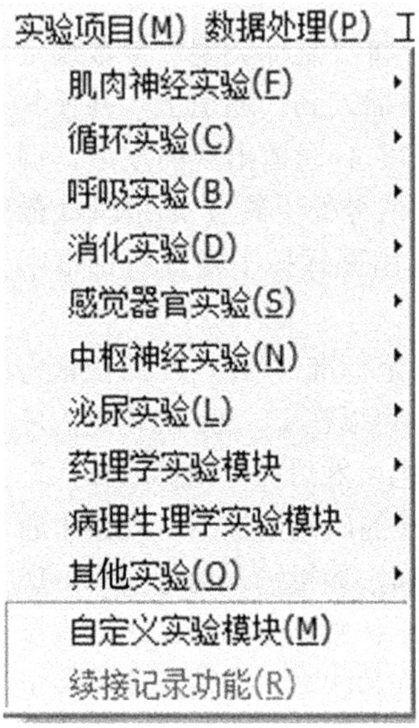

附图 10　实验项目下拉式菜单

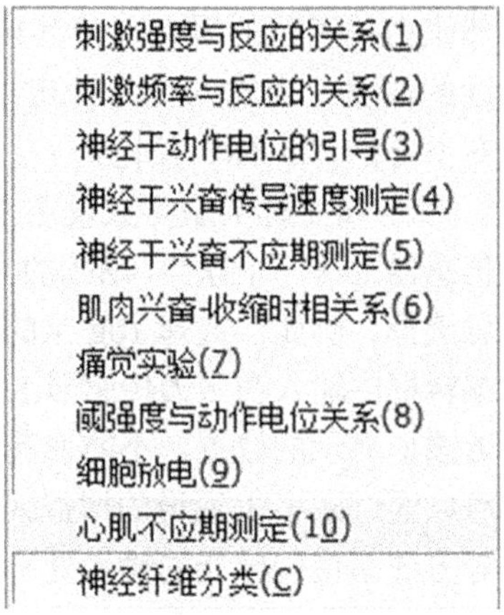

附图 11　肌肉神经实验项目组中的具体实验模块

4. 数据处理菜单　当用鼠标单击顶级菜单条上的“数据处理”菜单项时，“数据处理”下拉式菜单将被弹出。其中包括微分、积分、频率直方图、序列密度直方图、非序列密度直方图、频谱分析，计算直线回归方程，计算 PA_2、PD_2、PD_2'，计算药效参数 LD_{50}、ED_{50}，计算半衰期，两点测量、区间测量、细胞放电数测量、心肌细胞动作电位测量等 14 个命令（附图 12），进而对实验结果进行相应的处理。

5. 特殊实验标记　特殊实验标记选择区位于主界面的右下角，其中包含一个特殊实验标记选择列表和一个打开特殊实验标记编辑框按钮。如果某个实验模块本身预先设置有特殊的实验标记，当打开模块时，特殊实验标记的选择列表就会列出这个实验模块中所有的特殊实验标记。如没有标记，则可通过编辑对话框进行编辑。

单击“特殊实验标记编辑对话框”按钮，打开对话框。

（1）添加：按下“添加”按钮，在标记组列表的最下方出现一个“新实验标记组”选项，同时在实验标记列表中自动为该实验标记组添加一个名为“新实验标记”新标记。此时在实验标记组编辑区中也显示“新实验标记组”，在编辑区中改变实验组的名称，然后按修改按钮生效。

（2）修改：使修改后的特殊实验标记组的组名修改生效。

（3）删除：删除选择的整个特殊实验标记组，包括它内部的所有特殊实验标记。

6. 刺激器设置　刺激器调节区位于软件主界面的左上角，在工具条的下方，其内包含两个与刺激器调节相关的按钮，分别是“打开刺激器调节对话框”和“启动刺激器按钮”。双击“打开刺激器调节对话框”按钮，打开对话框，在设置刺激器参数对话框中有两个属性页，分别为设置和程控。设置指对刺激的模式（粗电压、细电压、粗电流及细电流）、方式（单刺激、双刺激、串刺激、连续单刺激与连续双刺激）、延时（0～6s）、波宽（0～200ms）、波间隔（0～6s）、频率（0～2000Hz）和强度进行相关设置；程控则指对程控的方式（自动幅度、自动间隔、自动波宽、自动频率和连续串刺激）、程控刺激的方向（增大或减小）、程控增量、停止次数和程控刺激的选择（程控或非程控）进行设置。

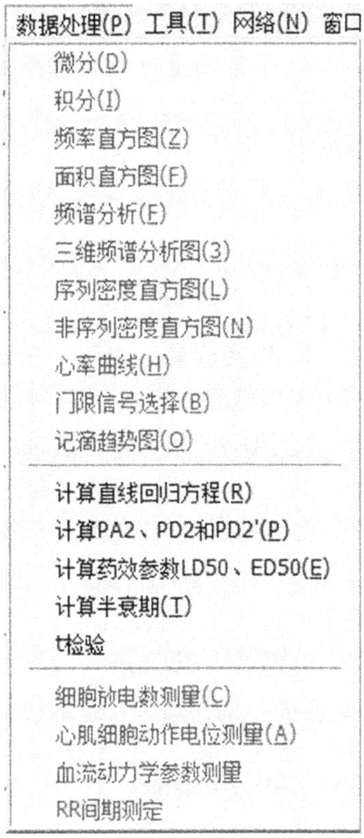

附图 12　“数据处理”下拉式菜单

六、电子天平的使用方法

（一）基本操作

1. 水平调节　观察水平仪，如水平仪水泡偏移，需调整水平调节脚，使水泡位于水平仪中心。

2. 预热　接通电源，预热约 30min。

3. 开机　轻按“ON”键，电子天平进行自检，最后显示“0.000g”。读数时应关上天平门。

4. 校准　放置时间较长、位置移动、环境变化或未获得精确测量等情况下，天平在使用前一般都应进行校准后再使用。校准步骤为打开电源→按下“CAL”或“校正”键→天平出现 2000 或 5000 等字样→放上相应重量的标准砝码→闪烁结束后关机再开机即可使用。

5. 去皮　打开天平侧门，把称量纸置于称量盘上，再将门关上，待显示稳定后按“TAR”键，显示数字为 0.000g。

6. 称重　打开侧门，加药，关侧门，当稳定符出现后，记录数据。

（二）注意事项

1. 称量完毕后按“POWER”键，回到待机状态后。再用毛笔刷清扫天平，关好天平门。

2. 短时间内还使用天平可不必切断电源，再用时可省去预热时间，若当天不再使用天平，应拔下电源插头。

3. 平常测量时，千万不要按“CAL”或“校正”键。若误按“CAL”或“校正”键，再放上待称物品，则天平错误校正一次，以后称量均不准确，需要用标准砝码重新校正方可使用。

七、电热恒温干燥箱的使用方法

（一）基本操作

1. 样品放置 把需干燥处理的物品放入干燥箱内，上下四周应留存一定空间，保持工作室内气流畅通，关闭箱门。

2. 风门调节 根据干燥物品的潮湿情况，把风门调节旋钮旋到合适位置，一般旋至“Z”处；若比较潮湿，将调节旋钮调节至“三”处（注意：风门的调节范围约 60°）。

3. 开机 打开电源及风机开关。此时电源指示灯亮，电机运转，控温仪经过“自检”过程后，PV 屏应显示工作室内测量温度，SV 屏应显示使用中需干燥的设定温度，此时干燥箱即进入工作状态。

4. 设定所需温度 按一下“SET”键，此时 PV 屏显示“5P”，用“↑”或“↓”改变原 SV 屏显示的温度值，直至达到需要值为止。设置完毕后，按一下“SET”键，PV 显示“5T”（进入定时功能）。若不使用定时功能则再按一下“SET”键，使 PV 屏显示测量温度，SV 屏显示设定温度即可。

5. 定时的设定 若使用定时，则当 PV 屏显示“5T”时，SV 屏显示“0”；用加键设定所需时间；设置完毕，按一下“SET”键，使干燥箱进入工作状态即可。

6. 控温检查 第一次开机或使用一段时间或当季节（环境湿度）变化时，必须复核下工作室内测量温度和实际温度之间的误差，即控温精度。

7. 关机 干燥结束后，如需更换干燥物品，则在开箱门更换前先将风机开关关掉，以防干燥物被吹掉；更换完干燥物品后（注意：取出干燥物时，千万注意，小心烫伤），关好箱门，再打开风机开关，使干燥箱再次进入干燥过程；如不立刻取出物品，应先将风门调节旋钮旋转至“Z”处，再把电源开关关掉，以保持箱内干燥；如不再继续干燥物品，则将风门处于“三”处，把电源开关关掉，待箱内冷却至室温后，取出箱内干燥物品，将工作室擦干。

（二）注意事项

1. 干燥箱应安放在平稳、坚固的水泥台上，防止颠倒倾斜、震动和腐蚀。不能靠近火源，不宜受日光曝晒，附近也不能存放易燃易爆物品。

2. 在通电使用时，切忌用手触及箱左侧空间的电器部分或用湿布揩抹及用水冲洗，检修时应将电源切断。

3. 放置箱内物品切勿过挤，必须留出空气自然对流的空间、使潮湿空气能在风顶上加速逸出。

4. 干燥箱无防爆设备，不能用于含有易挥发性化学溶剂、低浓度爆炸气体、低着火点气体等易燃易爆和具有腐蚀性的物质的烘干。

5. 每次使用完后，应将电源全部切断，经常保持箱内外清洁。

八、膜片钳的使用方法

（一）膜片钳技术概念

1976 年德国科学家 Neher 和 Sakmann 创建了膜片钳技术，它给电生理和细胞生物学的研究发展带来了一场革命，使人们对离子通道的认识有了质的飞跃。膜片钳技术是研究离子通道的一种电生理技术，用特制的玻璃微电极与细胞膜紧密接触，形成吉欧高阻抗封接，使电极尖端下的这片细胞膜在电学上与其他细胞膜分离，通过外加电压钳制膜电位，监测记录单个离子通道微弱电流。

（二）膜片钳实验系统的构成

膜片钳实验系统包括以下基本构成部件。

1. 膜片钳放大器 膜片钳记录系统的核心，其特殊的电路设计能保障对微小通道电流的精确记录。

2. 数模/模数转换器 用于对模拟信号和数码信号进行转换。

3. 采样与分析软件 用于采集并分析通道信号。

4. 微操纵器 用于调节记录微电极的位置使之与细胞形成封接，或调节给药系统的位置，用于给细胞施加药物或向细胞内注射物质。

5. 倒置显微镜 目前我国市场上膜片钳实验常用的显微镜来自日本的 Olympus。

6. 显微镜扩展平台 放置在显微镜载物台两侧，用于固定微操纵器。

7. 微电极拉制仪 用于制备玻璃微电极。

8. 给药系统 用于研究离子通道时观察药物的作用，依据实验目的和实验材料的不同，选用合适的给药系统。

9. 防震台与屏蔽网 在膜片钳实验中，记录电极尖端和细胞膜封接后，震动会使封接断开，从而导致实验失败。所以，整个实验使用防震台来减小震动。

10. 计算机 用于采集、储存与分析数据。

（三）膜片钳技术的记录模式

膜片钳技术共有四种基本记录模式。

1. 细胞贴附记录模式 将电极接触细胞膜，轻轻给予负压吸吮，达到高阻封接，就形成了细胞贴附记录模式。

2. 内面向外记录模式 从细胞贴附模式将微电极迅速提起，脱离细胞，则膜片就从细胞体上被切割分离下来，得到分离的膜片，形成膜内面向外记录模式。

3. 全细胞记录模式 形成细胞贴附记录模式后，采用继续施加负压或电击的方法打破细胞膜，电极内液与细胞内液直接相通，即形成全细胞记录模式。

4. 外面向外记录模式 在形成全细胞记录模式后，将电极缓缓提起，逐渐脱离细胞，同样因为细胞膜具有流动性，粘着在电极尖端上的细胞膜会自动融合，这样细胞外面就朝向电极尖端外，形成外面向外记录模式。

（四）全细胞膜片钳记录模式的操作步骤

1. 观察细胞状态 将分装有贴壁细胞的培养皿置于倒置显微镜载物台上，要选取富有光泽、圆润饱满、状态良好的细胞进行实验。损伤了或状态不好的细胞有明显的皱缩，反光较差，在高倍镜下观察细胞膜表面，有明显的纤维杂质等不均匀分布的物质；酶解过度的细胞一般呈膨胀状态。

2. 玻璃微电极的制备及其安装 选用长度10cm有芯玻璃微电极毛胚，用微电极拉制仪P-97分五步拉制，用电极内液充灌玻璃微电极，将其安装于微电极夹持器上并旋紧使之密闭，微电极中的内液通过AgCl电极和探头信号端连接，电极电阻为2～5MΩ。

3. 细胞高阻封接和破膜 在Voltage clamp工作模式下，首先给予玻璃微电极一个正压，以免电极进入浴液接触液面时被杂质污染。给正压后玻璃微电极经三维微操纵器进入浴液，接近细胞表面，令微电极尖端接触并轻轻压紧细胞，当方波电流幅值下降至一定程度时，再给予负压吸引，使电极和细胞膜表面形成高阻封接，此时方波电流缩至基线。待稳定后，继续给予更大的负压，使细胞膜破裂，电极内液与细胞内液相通，跟细胞外几乎绝缘，此时就形成全细胞膜片钳记录模式。

4. 参数补偿 包括快速电容补偿、慢速电容补偿和串联电阻补偿，根据需要进行参数补偿。

5. 灌流给药 通过微操纵器调节灌流给药系统的角度和高度，根据实验设计控制灌流加药的时间和间隔时间。

6. 数据记录 记录到的电流通过MultiClamp-700B膜片钳放大器放大，通过Digidata-1440A数据采集系统记录，所得实验数据输入计算机储存。

九、热板仪的使用方法

（一）仪器用途

热板法是镇痛药物筛选、检测中常用的一种方法，也是一种能确定区分中枢神经和末梢神经镇痛机理的方法，具有较广的使用范围，智能热板仪可以准确地控制温度及计时，还增加了打印和脚踏、手揿有线控制功能，能方便地完成小鼠、大鼠、豚鼠的镇痛实验检测。

（二）操作步骤

1. 开机 用电源线将仪器与规定的电源相连，打开仪器后面板的电源开关，时间显示屏显示“0.00”，温度显示屏显示当前环境温度并开始向设定温度升温，仪器进入正常的工作准备状态。

2. 温度设定 按动“温度”按钮，温度显示屏内的数字闪动进入温度设定程序，这时可再按动“+”或“−”按钮调整到实验要求的温度，每按一下，温度调整0.1℃。当按动“+”或“−”按钮超过2s，温度调整将进入快速调整，松开手后自动停止。设定完成后显示窗内数字闪动5s后自动转换成当前显示温度。

3. 升温 温度设定好后自动进入升温阶段，在室温20℃的环境下升至55℃只需要2min，温度到达设定值时，无须等待稳定时间即可进入实验阶段。在升温过程中如需查看设定温度时只需按动“+”或“−”按钮即可查看。

4. 分组 仪器可以分100组，每组做50个数据，当做到50个数据时自动跳到下一组。每组不到50个数据时按“分组”键即可跳到下一组。

5. 时间显示和计时控制 时间显示最小值为0.01s，最大值为999.9s，其显示方式为自动归零起始式，即每按动一次计时开关，时间从零开始计时直到再按动一次计时开关时才停止，并锁定数据，再次按动开关又从零开始计时。

计时控制有两种方式。

（1）面板按钮：有“计时”键，按动即可计时。

（2）脚踏开关：将脚踏开关的插头连接到仪器后面的插座上，用脚踏动开关即可完成控制。这种方式可方便使用两手测试大鼠或豚鼠。

6. 打印 仪器配制了内置微型打印机，可将实验的计时数据打印出来，得到永久的原始资料。

（1）即时打印：按“计时”键每测一组数据，打印机会自动打印出来。

（2）存储打印：打印机有存储功能，实验不想打印时，可取出打印纸，实验结束后，放入打印纸，打印机自动开始打印所有数据。也可按动“+”或“-”按钮选择其中一组数据打印。注意：仪器内存有限，只能存储 100 组数据，如超过 100 组，后进的数据将把前面数据挤掉。

（三）注意事项

1. 仪器由微电脑控制，操作简便、可靠，如果由于操作程序不当而造成程序混乱时，只需关闭电源重新启动便可恢复正常。

2. 为保证仪器的使用精度，不要将仪器移做他用。

3. 仪器的热板表面经过处理虽然有一定的硬度，但也不可用过硬的物体刮擦，避免损坏。

4. 清理鼠粪尿时不要用大量水冲洗，以免水渗透到仪器内部造成损坏。

5. 仪器温度升高到较高温度时，应注意避免烫伤。

6. 仪器使用后应及时进行清理，清理时使用一般清洁剂擦拭清理，绝不允许使用有机溶剂擦拭，如乙醇、甲醇、丙酮等。清理干净后放到通风干燥处，避免砸、碰等硬性损坏。

（郭 霜 宋 伟 邱春玉 汪新亮 张雨晨）

附录二　体表面积计算法与药物剂量换算法

早在 19 世纪末，生理学家 Voit 等已发现虽然不同种类的动物每千克体重单位时间内的散热量相差悬殊，但如都折算成每平方米体表面积的散热量，则基本一致。例如，马、猪、犬、大白鼠和人的每平方米体表面积的 24h 散热量都在 1000kcal 左右。药理学家研究药物在动物体内的作用时则习惯以 mg/kg 或 g/kg 等形式来计算药物剂量。这种办法用于同种动物的不同个体之间，问题似乎不大；但如用于不同种类动物之间，常常会发生严重偏小或过大，以致无法完成实验。1958 年 Pinkel 报告巯嘌呤（MP）等抗肿瘤药物在小白鼠、大白鼠、犬和人身上的治疗剂量，按 mg/kg 体重计算时差距甚大；但若改按 mg/m^2 体表面积计算，就都很接近。此后按体表面积计算剂量的概念逐渐为药理学界接受，被认为尤其适用于不同种类动物之间剂量的换算。

（一）人和动物的体表面积计算法

1. 人体表面积计算法　计算我国人的体表面积，一般认为许文生公式比较适用，即

$$体表面积（m^2）=0.0061\times 身高（cm）+0.0128\times 体重（kg）-0.1529$$

例　某人身高 168cm，体重 55kg，试计算其体表面积。

解：$0.0061\times168+0.0128\times55.0-0.1529=1.576m^2$

2. 动物的体表面积计算法　在需要由体重推算体表面积时，一般认为 Mech-Rubner 氏公式比较适用，即

$$A（体表面积，以\ m^2\ 计算）=K\times\frac{W(体重，以g计算)^{2/3}}{10000}$$

式中，K 为常数，随动物种类而不同：小白鼠和大白鼠为 9.1，豚鼠为 9.8、家兔为 10.1、猫为 9.9、犬为 11.2、猴为 11.8、人为 10.6（上列 K 值各家报道略有出入）。应当指出，这样计算出来的体表面积只是一种粗略的估计值，不一定与每个动物的实际值完全符合。

例　试计算体重 1.50kg 家兔的体表面积。

解：$A=10.1\times\frac{1500^{2/3}}{10000}$

$$\lg A=\lg 10.1+\frac{2}{3}\lg 1500-\lg 10\,000=1.1218$$

$$A=0.1324m^2（体重\ 1.50kg\ 家兔的体表面积）$$

（二）不同种类动物之间药物剂量的换算法

例　某利尿药大白鼠灌胃给药时的剂量为 250mg/kg，试粗略估计犬灌胃给药时可以试用的剂量。

解 1：（直接计算法）

实验用大白鼠的体重一般在 200g 左右，其体表面积（A）为

$$A=9.1\times\frac{200^{2/3}}{10000}=0.0311m^2$$

250mg/kg 的剂量如改以 mg/m^2 表示，即为 $\frac{250\times 0.2}{0.0311}=1608\text{mg}/\text{m}^2$

实验用犬的体重一般在 10kg 左右，其体表面积（A）为

$$A=11.2\times\frac{10000^{2/3}}{10000}=0.5198\text{m}^2$$

于是 $\frac{1608\times 0.5198}{10}=84\text{mg}/\text{kg}$（犬的适当试用剂量）

解 2：（利用附表 2 进行计算）

查附表 2，12kg 犬的体表面积为 200g，大白鼠的 17.8 倍。

该药大白鼠的剂量为 250mg/kg，200g 的大白鼠需给药 250×0.2=50mg。

于是 $\frac{50\times 17.8}{12}=74\text{mg}/\text{kg}$（犬的适当试用剂量）

附表 2 人和动物间按体表面折算的等效剂量比值表

动物	小白鼠（20g）	大白鼠（200g）	豚鼠（400g）	家兔（1.5kg）	猫（2.0kg）	猴（4.0kg）	犬（12kg）	人（70kg）
小白鼠（20g）	1.0	7.0	12.25	27.8	29.7	64.1	124.2	387.9
大白鼠（200g）	0.14	1.0	1.74	3.9	4.2	9.2	17.8	56.0
豚鼠（400g）	0.08	0.57	1.0	2.25	2.4	5.2	10.0	31.5
家兔（1.5kg）	0.04	0.25	0.44	1.0	1.08	2.4	4.5	14.2
猫（2.0kg）	0.03	0.23	0.41	0.92	1.0	2.2	4.1	13.0
猴（4.0kg）	0.016	0.11	0.19	0.42	0.45	1.0	1.9	6.1
犬（12kg）	0.008	0.06	0.10	0.22	0.23	0.52	1.0	8.1
人（70kg）	0.0026	0.018	0.031	0.07	0.078	0.16	0.32	1.0

解 3：（利用“mg/kg 折算 mg/m^2 转换因子”进行计算）

将某种动物按 mg/kg 计算的剂量乘以相应的转换因子（附表 3），即为按 mg/m^2 计算的剂量。

$$\frac{250\times 6(\text{大白鼠的转换因子})}{19(\text{犬的转换因子})}=79\text{mg}/\text{kg}\ （犬的适当试用剂量）$$

附表 3 进行不同种类动物间剂量换算时的常用数据

动物种类	Mech-Rubner 公式的 K 值	体重（kg）	体表面积（m^2）	mg/kg-mg/m^2 转换因子		每 kg 体重占有体表面积相对比值
小白鼠	9.1	0.018	0.0063	2.9	粗略值 3	1.0（0.02kg）
		0.020	0.0067	3.0		
		0.022	0.0071	3.1		
		0.024	0.0076	3.2		
大白鼠	9.1	0.10	0.0196	5.1	粗略值 6	0.47（0.20kg）
		0.15	0.0257	5.8		
		0.20	0.0311	6.4		
		0.25	0.0361	6.9		

续表

动物种类	Mech-Rubner 公式的 K 值	体重（kg）	体表面积（m^2）	mg/kg-mg/m^2 转换因子		每 kg 体重占有体表面积相对比值
豚鼠	9.8	0.30	0.0439	6.8	粗略值 8	0.40（0.40kg）
		0.40	0.0532	7.6		
		0.50	0.0617	8.1		
		0.60	0.0697	8.6		
家兔	10.1	1.50	0.1323	11.3	粗略值 12	0.24（2.0kg）
		2.00	0.1603	12.4		
		2.50	0.1860	13.4		
猫	9.9	2.0	0.1571	12.7	粗略值 14	0.22（2.5kg）
		2.5	0.1824	13.7		
		3.0	0.2059	14.6		
犬	11.2	5.00	0.3275	15.3	粗略值 19	0.16（10.0kg）
		10.00	0.5199	19.2		
		15.00	0.6812	22.0		
猴	11.8	2.00	0.1873	10.7	粗略值 12	0.24（3.0kg）
		3.00	0.2455	12.2		
		4.00	0.2973	13.5		
人	10.6	40.00	1.2398	32.2	粗略值 35	0.08（50.0kg）
		50.00	1.4386	34.8		
		60.00	1.6246	36.9		

解 4：（利用“每 kg 体重占有体表面积相对比值”进行计算）

$$250\times\frac{0.16(\text{犬的体表面积比值})}{0.47(\text{大白鼠的体表面积比值})}=85\text{mg}/\text{kg}\ （\text{犬的适当试用剂量}）$$

解 5：按人与各种动物及各种动物之间用药剂量换算

已知 A 种动物每 kg 体重用药量，欲估 B 种动物每 kg 体重用药剂量时，可查附表 4，找出折算系数（W），再按下式计算。

附表 4　动物与人体的每千克体重剂量折算系数表

折算系数 W		A 种动物或成人						
		小白鼠 0.02kg	大白鼠 0.2kg	豚鼠 0.4kg	兔 1.5kg	猫 2.0kg	犬 12kg	成人 60kg
B 种动物或成人	小白鼠 0.02kg	1.0	1.4	1.6	2.7	3.2	4.8	9.01
	大白鼠 0.2kg	0.7	1.0	1.14	1.88	2.3	3.6	6.25
	豚鼠 0.4kg	0.61	0.87	1.0	1.65	2.05	3.0	5.55
	兔 1.5kg	0.37	0.52	0.6	1.0	1.23	1.76	2.30
	猫 2.0kg	0.30	0.42	0.48	0.81	1.0	1.44	2.70
	犬 12kg	0.21	0.28	0.34	0.56	0.68	1.0	1.88
	成人 60kg	0.11	0.16	0.18	0.304	0.371	0.531	1.0

B 种动物的剂量（mg/kg）=W×A 种动物的剂量（mg/kg）。

例如，已知某药对小白鼠的最大耐受量为20mg/kg（20g小白鼠用0.4mg），需折算为家兔量。查A种动物为小白鼠，B种动物为兔，交叉点为折算系数 W=0.37，故家兔用药量为0.37×20mg/kg=7.4mg/kg，1.5kg家兔用药量11.1mg。

（三）注意事项

造成动物对药物敏感性种属差异的因素甚多。上述不同种类动物间剂量的换算法只能提供一个粗略的参考值。究竟是否恰当，只有通过实验才能了解。

（王　诗）

附录三　常用实验室液体的配置

一、常用生理溶液的成分与配制

1. 配制生理溶液的主要条件

（1）渗透压：配制人工生理溶液要等渗。不同的动物对同一物质的等渗浓度要求不相同，如生理盐水溶液，冷血动物用的是 0.6%～0.75%；温血动物用的是 0.8%～0.9%。有些溶液不仅要求等渗而且要求等张，一般由溶血法测定，等渗不等于等张，只有在等渗溶液下不溶血，该等渗溶液才是等张溶液。

（2）各种离子：溶液中含有一定比例的不同电解质的离子，如 Na^+、Ca^{2+}、K^+、Mg^{2+}、OH^-等，是维持组织和器官功能所必需的。组织器官不同，对生理溶液中离子成分和浓度要求也不同。

（3）pH 的影响：人工生理溶液的 pH 一般要求在 7.0～7.8。制备离体器官人工生理溶液时要注意：①蒸馏水储藏期过久，pH 会有改变，故最好用新鲜的蒸馏水。②哺乳动物心脏的冠状动脉，酸性生理溶液可使之扩张，而碱性液使之收缩。③酸性生理溶液可使平滑肌松弛，碱性时则能加速其节律，缩小其振幅。例如，猫和兔离体的小肠，pH6.0～6.2 时，可停止收缩；如逐步增加其碱性，则出现兴奋，超过 pH8.0 时，则可出现痉挛性收缩状态。又如，离体豚鼠的子宫，脑垂体后叶制剂可使之收缩，如果增加重碳酸盐则兴奋减低。④横纹肌对 pH 的变化不及平滑肌敏感，但是酸过多能使张力增加。因此，为了调节和稳定生理溶液 pH，常在生理溶液中加入缓冲液，常用缓冲对有 K_2HPO_4/KH_2PO_4，$Na_2CO_3/NaHCO_3$ 等。

（4）能量：葡萄糖能提供组织活动所需的能量，但需临用时加入溶液中，特别是气温较高时尤应注意。各种细胞培养液还需加入多种氨基酸、血清等营养物质。

（5）氧气：有的离体器官需要氧气，如离体的子宫、离体的兔心、乳头肌等，一般用 95%O_2、5%CO_2；在肠管实验时可以用空气。

2. 常用生理溶液的成分　常用生理溶液的成分和配制见附表 5。

附表 5　常用生理溶液的成分和配制　（单位：g）

成分	任氏液两栖类用	乐氏液哺乳类用	台氏液哺乳类用	生理盐水	
				两栖类	哺乳类
NaCl	6.5	9.0	8.0	6.5～7.0	9.0
KCl	0.14	0.42	0.2	—	—
$CaCl_2$	0.12	0.24	0.2	—	—
$NaHCO_3$	0.20	0.1～0.3	1.0	—	—
NaH_2PO_4	0.01	—	0.05	—	—
$MgCl_2$	—	—	0.1	—	—
葡萄糖	2.0	1.0～2.5	1.0	—	—
蒸馏水	均加至 1000ml				

3. 配制生理溶液的注意事项

（1）蒸馏水要新鲜，最好用重蒸馏水，储藏期过久，使用前需将蒸馏水煮沸一次，以驱除 CO_2。

（2）配制时要用无水氯化钙。

（3）配制时如有碳酸氢钠或磷酸二氢钠则必须充分稀释后才可以加入已经溶好的氯化钙中，边加边搅拌，以免产生混浊和沉淀。

（4）含有碳酸氢钠或葡萄糖的溶液，储存的时间都不能过长。

二、常用血液抗凝剂的配制及用法

1. 肝素（heparin） 药厂生产的肝素钠注射液每支（2ml）含肝素 12 500U，相当于 125mg（即 1mg 相当于 100U）。

（1）体外抗凝：取 1%肝素钠溶液 0.1ml，均匀地浸润试管管壁，放入 80℃左右的烘箱中烤干备用。每管可使 10ml 血液不凝。

（2）体内抗凝：静脉注射剂量为 500～1000U。如果肝素的纯度不高，或过期，所用的剂量应增大 2～3 倍。

2. 草酸盐合剂 配方：草酸铵 1.2g，草酸钾 0.8g，福尔马林 1.0ml，蒸馏水加至 100ml。配成 2%溶液，每 1ml 血加草酸盐 2mg（相当于草酸铵 1.2mg，草酸钾 0.8mg）。用前根据取血量将计算好的量加入玻璃容器内烤干备用。如取 0.5ml 于试管中，烘干后每管可使 5ml 血不凝固。此抗凝剂量适于做红细胞比容测定。能使血凝过程中所必需的钙离子沉淀达到抗凝目的。

3. 枸橼酸钠 常配成 3%～8%水溶液，也可直接用粉剂。枸橼酸钠可使钙失去活性，故能防止血凝。但其抗凝作用较差，其碱性较强，不适合化学检验之用。一般 1∶9（即 1 份溶液，9 份血）用于红细胞沉降和动物急性血压实验（用于连接血压计时的抗凝）。不同动物，其浓度也不同，常用抗凝剂浓度如下：犬，5%～6%枸橼酸钠；猫，2%枸橼酸钠+25%硫酸钠；兔，5%枸橼酸钠。

4. 草酸钾 每 1ml 血需加 1～2mg 草酸钾。如配制 10%水溶液，每管加 0.1ml 则可使 5～10ml 血液不凝固。

三、常用消毒液、洗液的配制

1. 常用消毒药品的配制方法 见附表 6。

附表 6 常用消毒药品的配制方法及用途

消毒药名称	常配浓度及方法	用途
新洁尔灭（苯扎氯铵）	1∶1000	洗手，消毒手术器械
来苏尔	3%～5%	器械消毒，实验室地面、动物笼架、实验台消毒
煤酚皂溶液	1%～2%	洗手、皮肤
石炭酸（苯酚）	5% 1%	器械消毒，实验室消毒 洗手，手术部位皮肤洗涤
漂白粉	10% 0.5%	消毒动物排泄物、分泌物，严重污染区域 实验室喷雾消毒
生石灰	10%～20%	污染的地面和墙壁消毒
福尔马林	36%甲醛溶液 10%甲醛溶液	实验室蒸汽消毒、器械消毒
乳酸	4～8ml/100m^3	实验室蒸汽消毒
碘酒	碘 3.0～5.0g 碘化钾 3.0～5.0g 75%乙醇溶液加至 100ml	皮肤消毒，待干后用 75%乙醇擦去
高锰酸钾液	高锰酸钾 10g，蒸馏水 100ml	皮肤消毒洗涤

续表

消毒药名称	常配浓度及方法	用途
硼酸消毒液	硼酸 2g，蒸馏水 100ml	洗涤直肠、鼻腔、口腔、眼结膜等
呋喃西林消毒液	雷佛奴儿 1g，蒸馏水 100ml	各种黏膜消毒，创伤洗涤

2. 常用各种洗涤液的配制方法及用途

（1）肥皂水：为乳化剂，能除污垢，是常用的洗液，但须注意肥皂质量，以不含砂质为佳。

（2）重铬酸钾硫酸洗液：通常称为洗洁液或洗液，其成分主要为重铬酸钾与硫酸，是强氧化剂。

$$K_2Cr_2O_7 + 4H_2SO_4 \longrightarrow K_2SO_4 + Cr_2(SO_4)_3 + 3[O]^+ + 4H_2O$$

因其有很强的氧化力，一般有机物如血、尿、油脂等类污遗迹可被氧化而除净。事先将溶液稍微加热，则效力更强。新鲜铬酸洗液为棕红色，若使用的次数过多，重铬酸钾就被还原为绿色的铬酸盐，效力减小，此时可加热浓缩或补加重铬酸钾，仍可继续使用。

1）配方：稀洗液	重铬酸钾	10g
	粗浓硫酸	200ml
	水	100ml
浓洗液	重铬酸钾	20g
	粗浓硫酸	350ml
	水	40ml

2）配法：先取粗制重铬酸钾 20g，放于大烧杯内，加普通水 100ml 使重铬酸钾溶解（必要时可加热溶解）。再将粗制浓硫酸（200ml）缓缓沿边缘加入上述重铬酸钾溶液中即成。加浓硫酸时须用玻璃棒不断搅拌，并注意防止液体外溢。若用瓷桶大量配制，注意瓷桶内面必须没有掉瓷，以免强酸烧坏瓷桶。配时切记，不能把水加于硫酸内（将因硫酸遇水瞬间产生大量的热量使水沸腾，体积膨胀而发生爆溅）。

使用时先将玻皿用肥皂水洗刷 1～2 次，再用清水冲净倒干，然后放入洗液中浸泡约 2 小时，有时还需加热，提高清洁效率。经洗液浸泡的玻皿，可先用自来水冲洗多次，然后再用蒸馏水冲洗 1～2 次即可。

附有蛋白质类或血液较多的玻皿，切勿用洗液，因易使其凝固，更不可对有如乙醇、乙醚的容器用洗液洗涤。

洗液对皮肤、衣物等均有腐蚀作用，故应妥善保存。使用时戴保护手套。为防止吸收空气中的水分而变质，洗液贮存时应加盖。

四、常用脱毛剂的配制

（1）硫化钠 3 份、肥皂粉 1 份、淀粉 7 份，加水混合，调成糊状软膏。

（2）硫化钠 8g、淀粉 7g、糖 4g、甘油 5g、硼砂 1g、水 75g，调成稀糊状。

（3）硫化钠 8g 溶于 100ml 水内，配成 8%硫化钠水溶液。

（4）硫化钡 50g、氧化锌 25g、淀粉 25g，加水调成糊状。或硫化钡 35g、面粉或玉米粉 3g、滑石粉 35g，加水调成糊状。

（5）生石灰 6 份、雄黄 1 份，加水调成黄色囿状。

（6）硫化碱 10g（染土布用）、生石灰（普通）15g，加水至 100ml，溶解后即可使用。

上述（1）～（3）配方，对家兔、大白鼠、小白鼠等小动物脱毛效果较佳。脱一块 15cm×12cm 的被毛，只需 5～7ml 脱毛剂，2～3min 即可用温水洗掉脱去的被毛。第（6）

种配方对犬的脱毛效果很好。

五、特殊试剂的保存方法

1. 氯化乙酰胆碱　本试剂在一般水溶液中易水解失效，但在 pH 为 4 的溶液中则比较稳定。如以 5%（4.2mol/L）的 NaH_2PO_2 溶液配成 0.1%（6.1mol/L）左右的氯化乙酰胆碱溶液储存，用瓶子分装，密封后存放在冰箱中，可保持药效约 1 年。临用前用生理盐水稀释至所需浓度。

2. 盐酸肾上腺素　肾上腺素为白色或类白色结晶性粉末，具有强烈的还原性，尤其在碱性液体中，极易氧化失效，只能以生理盐水稀释，不能以任氏液或台氏液稀释。盐酸肾上腺素的稀溶液一般只能存放数小时。如在溶液中添加微量（10mmol/L）抗坏血酸，则其稳定性可显著提高。肾上腺素与空气接触或受日光照射，易氧化变质，应贮藏在遮光、阴凉、减压环境中。

3. 磷酸组织胺　本品为无色长菱形的结晶，在日光下易变质，在酸性溶液中较稳定。可以仿照氯化乙酰胆碱的储存方法储存，临用前以生理盐水稀释至所需浓度。

4. 催产素及垂体后叶素　它们在水溶液中也易变质失效。但如以 0.25%（0.4mol/L）的乙（盐）酸溶液配制成每 1ml 含催产素或垂体后叶素 1U 的储存液，用小瓶分装，灌封后置冰箱中保存（4℃左右，不宜冰冻），约可保持药效 3 个月。临用前用生理盐水稀释至适当浓度。如发现催产素或垂体后叶素的溶液中出现沉淀，不可使用。

5. 胰岛素　本品在 pH 为 3 时较稳定，如需稀释，也可用 0.4mol/L 盐酸溶液做稀释液。

六、常用酸碱溶液的配制

1. 硝酸 HNO_3

（1）10mol/L HNO_3：取 16mol/L HNO_3 625ml 加入蒸馏水稀释至 1L。

（2）8mol/L HNO_3：取 16mol/L HNO_3 500ml 加入蒸馏水稀释至 1L。

（3）6mol/L HNO_3：取 16mol/L HNO_3 375ml 加入蒸馏水稀释至 1L。

（4）2mol/L HNO_3：取 16mol/L HNO_3 125ml 加入蒸馏水稀释至 1L。

（5）1.5mol/L HNO_3：取 16mol/L HNO_3 94ml 加入蒸馏水稀释至 1L。

（6）1mol/L HNO_3：取 16mol/L HNO_3 63ml 加入蒸馏水稀释至 1L。

（7）0.1mol/L HNO_3：取 16mol/L HNO_3 6.3ml 加入蒸馏水稀释至 1L。

注：65%～68%浓盐酸，密度=1.42g/ml，浓度=16.0mol/L。

2. 盐酸 HCl

（1）6mol/L HCl：取 12mol/L HCl 500ml 加入蒸馏水稀释至 1L。

（2）4mol/L HCl：取 12mol/L HCl 334ml 加入蒸馏水稀释至 1L。

（3）3mol/L HCl：取 12mol/L HCl 250ml 加入蒸馏水稀释至 1L。

（4）2mol/L HCl：取 12mol/L HCl 167ml 加入蒸馏水稀释至 1L。

（5）1mol/L HCl：取 12mol/L HCl 84ml 加入蒸馏水稀释至 1L。

（6）0.1mol/L HCl：取 12mol/L HCl 8.4ml 加入蒸馏水稀释至 1L。

注：36%～38%浓盐酸，密度=1.19g/ml，浓度=12.0mol/L。

3. 硫酸 H_2SO_4

（1）4.5mol/L H_2SO_4：将 252ml 18mol/L H_2SO_4 缓慢注入蒸馏水至 1L。

（2）3mol/L H_2SO_4：将 167ml 18mol/L H_2SO_4 缓慢注入蒸馏水至 1L。

（3）1.5mol/L H_2SO_4：将 84ml 18mol/L H_2SO_4 缓慢注入蒸馏水至 1L。

（4）1mol/L H_2SO_4：将 56ml 18mol/L H_2SO_4 缓慢注入蒸馏水至 1L。

（5）0.5mol/L H_2SO_4：将 28ml 18mol/L H_2SO_4 缓慢注入蒸馏水至 1L。

注：68%浓硫酸，密度=1.84g/ml，浓度=18.0mol/L。

4. 乙酸（醋酸）CH_3COOH

（1）6mol/L CH_3COOH：取 17mol/L CH_3COOH 353ml 加入蒸馏水稀释至 1L。

（2）3mol/L CH_3COOH：取 17mol/L CH_3COOH 177ml 加入蒸馏水稀释至 1L。

（3）1mol/L CH_3COOH：取 17mol/L CH_3COOH 59ml 加入蒸馏水稀释至 1L。

注：95%冰醋酸，密度=1.84g/ml，浓度=17.0mol/L。

5. 草酸 $H_2C_2O_4 \cdot 2H_2O$

（1）1.5mol/L 草酸溶液：将 189g 草酸溶于 1L 蒸馏水中。

（2）0.5mol/L 草酸溶液：将 63g 草酸溶于 1L 蒸馏水中。

6. 氨水 $NH_3 \cdot H_2O$

（1）6mol/L $NH_3 \cdot H_2O$：取 15mol/L 氨水 400ml 加入蒸馏水稀释至 1L。

（2）4mol/L $NH_3 \cdot H_2O$：取 15mol/L 氨水 268ml 加入蒸馏水稀释至 1L。

（3）3mol/L $NH_3 \cdot H_2O$：取 15mol/L 氨水 200ml 加入蒸馏水稀释至 1L。

（4）2mol/L $NH_3 \cdot H_2O$：取 15mol/L 氨水 134ml 加入蒸馏水稀释至 1L。

（5）1mol/L $NH_3 \cdot H_2O$：取 15mol/L 氨水 77ml 加入蒸馏水稀释至 1L。

注：25%～28%浓氨水，密度=0.91g/ml，浓度=15.0mol/L。

7. 锶标准溶液的配制 用 0.1mol/L 的盐酸溶液稀释至要求浓度即可。

七、常见缓冲液配制方法

1. 乙醇-乙酸铵缓冲液（pH 3.7） 取 5mol/L 乙酸溶液 15.0ml，加乙醇 60ml 和水 20ml，用 10mol/L 氢氧化铵溶液调节 pH 至 3.7，用水稀释至 1000ml，即得。

2. 三羟甲基氨基甲烷缓冲液（pH 8.0） 取三羟甲基氨基甲烷 12.14g，加水 800ml，搅拌溶解，并稀释至 1000ml，用 6mol/L 盐酸溶液调节 pH 至 8.0，即得。

3. 三羟甲基氨基甲烷缓冲液（pH 8.1） 取氯化钙 0.294g，加 0.2mol/L 三羟甲基氨基甲烷溶液 40ml 使溶解，用 1mol/L 盐酸溶液调节 pH 至 8.1，加水稀释至 100ml，即得。

4. 三羟甲基氨基甲烷缓冲液（pH 9.0） 取三羟甲基氨基甲烷 6.06g，加盐酸赖氨酸 3.65g、氯化钠 5.8g、乙二胺四乙酸二钠 0.37g，再加水溶解使成 1000ml，调节 pH 至 9.0，即得。

5. 乌洛托品缓冲液 取乌洛托品 75g，加水溶解后，加浓氨水 4.2ml，再用水稀释至 250ml，即得。

6. 巴比妥缓冲液（pH 7.4） 取巴比妥钠 4.42g，加水使溶解并稀释至 400ml，用 2mol/L 盐酸溶液调节 pH 至 7.4，滤过，即得。

7. 巴比妥缓冲液（pH 8.6） 取巴比妥 5.52g 与巴比妥钠 30.9g，加水使溶解成 2000ml，即得。

8. 巴比妥-氯化钠缓冲液（pH 7.8） 取巴比妥钠 5.05g，加氯化钠 3.7g 及水适量使溶解，另取明胶 0.5g 加水适量，加热溶解后并入上述溶液中。然后用 0.2mol/L 盐酸溶液调节 pH 至 7.8，再用水稀释至 500ml，即得。

9. 甲酸钠缓冲液（pH 3.3） 取 2mol/L 甲酸溶液 25ml，加酚酞指示液 1 滴，用 2mol/L 氢氧化钠溶液中和，再加入 2mol/L 甲酸溶液 75ml，用水稀释至 200ml，调节 pH 至 3.25～

3.30，即得。

10. 邻苯二甲酸盐缓冲液（pH 5.6）　取邻苯二甲酸氢钾 10g，加水 900ml，搅拌使溶解，用氢氧化钠试液（必要时用稀盐酸）调节 pH 至 5.6，加水稀释至 1000ml，混匀，即得。

11. 枸橼酸盐缓冲液　取枸橼酸 4.2g，加 1mol/L 的 20%乙醇制氢氧化钠溶液 40ml 使溶解，再用 20%乙醇稀释至 100ml，即得。

12. 枸橼酸盐缓冲液（pH 6.2）　取 2.1%枸橼酸水溶液，用 50%氢氧化钠溶液调节 pH 至 6.2，即得。

13. 枸橼酸-磷酸氢二钠缓冲液（pH 4.0）　甲液：取枸橼酸 21g 或无水枸橼酸 19.2g，加水使溶解成 1000ml，置冰箱内保存。乙液：取磷酸氢二钠 71.63g，加水使溶解成 1000ml。取上述甲液 61.45ml 与乙液 38.55ml 混合，摇匀，即得。

14. 氨-氯化铵缓冲液（pH 8.0）　取氯化铵 1.07g，加水使溶解成 100ml，再加稀氨水（1→30）调节 pH 至 8.0，即得。

15. 氨-氯化铵缓冲液（pH 10.0）　取氯化铵 5.4g，加水 20ml 溶解后，加浓氨水 35ml，再加水稀释至 100ml，即得。

16. 硼砂-氯化钙缓冲液（pH 8.0）　取硼砂 0.572g 与氯化钙 2.94g，加水约 800ml 溶解后，用 1mol/L 盐酸溶液约 2.5ml 调节 pH 至 8.0，加水稀释至 1000ml，即得。

17. 硼砂-碳酸钠缓冲液（pH 10.8～11.2）　取无水碳酸钠 5.30g，加水使溶解成 1000ml；另取硼砂 1.91g，加水使溶解成 100ml。临用前取碳酸钠溶液 973ml 与硼砂溶液 27ml，混匀，即得。

18. 硼酸-氯化钾缓冲液（pH 9.0）　取硼酸 3.09g，加 0.1mol/L 氯化钾溶液 500ml 使溶解，再加 0.1mol/L 氢氧化钠溶液 210ml，即得。

19. 乙酸盐缓冲液（pH 3.5）　取乙酸铵 25g，加水 25ml 溶解后，加 7mol/L 盐酸溶液 38ml，用 2mol/L 盐酸溶液或 5mol/L 氨溶液准确调节 pH 至 3.5（电位法指示），用水稀释至 100ml，即得。

20. 乙酸-锂盐缓冲液（pH 3.0）　取冰醋酸 50ml，加水 800ml 混合后，用氢氧化锂调节 pH 至 3.0，再加水稀释至 1000ml，即得。

21. 乙酸-乙酸钠缓冲液（pH 3.6）　取乙酸钠 5.1g，加冰醋酸 20ml，再加水稀释至 250ml，即得。

22. 乙酸-乙酸钠缓冲液（pH 3.7）　取无水乙酸钠 20g，加水 300ml 溶解后，加溴酚蓝指示液 1ml 及冰醋酸 60～80ml，至溶液从蓝色转变为纯绿色，再加水稀释至 1000ml，即得。

23. 乙酸-乙酸钠缓冲液（pH 3.8）　取 2mol/L 乙酸钠溶液 13ml 与 2mol/L 乙酸溶液 87ml，加每 1ml 含铜 1mg 的硫酸铜溶液 0.5ml，再加水稀释至 1000ml，即得。

24. 乙酸-乙酸钠缓冲液（pH 4.5）　取乙酸钠 18g，加冰醋酸 9.8ml，再加水稀释至 1000ml，即得。

25. 乙酸-乙酸钠缓冲液（pH 4.6）　取乙酸钠 5.4g，加水 50ml 使溶解，用冰醋酸调节 pH 至 4.6，再加水稀释至 100ml，即得。

26. 乙酸-乙酸钠缓冲液（pH 6.0）　取乙酸钠 54.6g，加 1mol/L 乙酸溶液 20ml 溶解后，加水稀释至 500ml，即得。

27. 乙酸-乙酸钾缓冲液（pH 4.3）　取乙酸钾 14g，加冰乙酸 20.5ml，再加水稀释至 1000ml，即得。

28. 乙酸-乙酸铵缓冲液（pH 4.5）　取乙酸铵 7.7g，加水 50ml 溶解后，加冰醋酸 6ml

与适量的水使成 100ml，即得。

29. 乙酸-乙酸铵缓冲液（pH 6.0） 取乙酸铵 100g，加水 300ml 使溶解，加冰醋酸 7ml，摇匀，即得。

30. 磷酸-三乙胺缓冲液 取磷酸约 4ml 与三乙胺约 7ml，加 50%甲醇稀释至 1000ml，用磷酸调节 pH 至 3.2，即得。

31. 磷酸盐缓冲液 取磷酸二氢钠 38.0g，与磷酸氢二钠 5.04g，加水使成 1000ml，即得。

32. 磷酸盐缓冲液（pH 2.0） 甲液：取磷酸 16.6ml，加水至 1000ml，摇匀。乙液：取磷酸氢二钠 71.63g，加水使溶解成 1000ml。取上述甲液 72.5ml 与乙液 27.5ml 混合，摇匀，即得。

33. 磷酸盐缓冲液（pH 2.5） 取磷酸二氢钾 100g，加水 800ml，用盐酸调节 pH 至 2.5，用水稀释至 1000ml。

34. 磷酸盐缓冲液（pH 5.0） 取 0.2mol/L 磷酸二氢钠溶液一定量，用氢氧化钠试液调节 pH 至 5.0，即得。

35. 磷酸盐缓冲液（pH 5.8） 取磷酸二氢钾 8.34g 与磷酸氢二钾 0.87g，加水使溶解成 1000ml，即得。

36. 磷酸盐缓冲液（pH 6.5） 取磷酸二氢钾 0.68g，加 0.1mol/L 氢氧化钠溶液 15.2ml，用水稀释至 100ml，即得。

37. 磷酸盐缓冲液（pH 6.6） 取磷酸二氢钠 1.74g、磷酸氢二钠 2.7g 与氯化钠 1.7g，加水使溶解成 400ml，即得。

38. 磷酸盐缓冲液（含胰酶）（pH 6.8） 取磷酸二氢钾 6.8g，加水 500ml 使溶解，用 0.1mol/L 氢氧化钠溶液调节 pH 至 6.8；另取胰酶 10g，加水适量使溶解，将两液混合后，加水稀释至 1000ml，即得。

39. 磷酸盐缓冲液（pH 6.8） 取 0.2mol/L 磷酸二氢钾溶液 250ml，加 0.2mol/L 氢氧化钠溶液 118ml，用水稀释至 1000ml，摇匀，即得。

40. 磷酸盐缓冲液（pH 7.0） 取磷酸二氢钾 0.68g，加 0.1mol/L 氢氧化钠溶液 29.1ml，用水稀释至 100ml，即得。

41. 磷酸盐缓冲液（pH 7.2） 取 0.2mol/L 磷酸二氢钾溶液 50ml 与 0.2mol/L 氢氧化钠溶液 35ml，加新沸过的冷水稀释至 200ml，摇匀，即得。

42. 磷酸盐缓冲液（pH 7.3） 取磷酸氢二钠 1.9734g 与磷酸二氢钾 0.2245g，加水使溶解成 1000ml，调节 pH 至 7.3，即得。

43. 磷酸盐缓冲液（pH 7.4） 取磷酸二氢钾 1.36g，加 0.1mol/L 氢氧化钠溶液 79ml，用水稀释至 200ml，即得。

44. 磷酸盐缓冲液（pH 7.6） 取磷酸二氢钾 27.22g，加水使溶解成 1000ml，取 50ml，加 0.2mol/L 氢氧化钠溶液 42.4ml，再加水稀释至 200ml，即得。

45. 磷酸盐缓冲液（pH 7.8） 甲液：取磷酸氢二钠 35.9g，加水溶解，并稀释至 500ml。乙液：取磷酸二氢钠 2.76g，加水溶解，并稀释至 100ml。取上述甲液 91.5ml 与乙液 8.5ml 混合，摇匀，即得。

46. 磷酸盐缓冲液（pH 7.8～8.0） 取磷酸氢二钾 5.59g 与磷酸二氢钾 0.41g，加水使溶解成 1000ml，即得。

（王　诗）

附录四　随机数字表

随机数字表（附表 7）是由 0～9 十个数字随机组成的数字表，表内每个数字之间相互独立，在表中以等概率出现，无论纵行或横行出现的顺序随机。因此，使用随机数字表时可从任何一个数字开始，按任意一个顺序录用。进行动物实验时，经常需要将实验动物按需要分成若干个组，分组时为了避免人为因素影响，常常应用随机数字表进行完全随机化的分组。

附表 7　随机数字表

	1～10	11～20	21～30	31～40	41～50
1	22 17 68 65 81	68 95 23 92 35	87 02 22 57 51	61 09 43 95 06	58 24 82 03 47
2	19 36 27 59 46	13 79 93 37 55	39 77 32 77 09	85 52 05 30 62	47 83 51 62 74
3	16 77 23 02 77	09 61 84 25 21	28 06 24 25 93	16 71 13 59 78	23 05 47 47 25
4	78 43 76 71 61	20 44 90 32 64	97 67 63 99 61	46 38 03 93 22	69 81 21 99 21
5	03 28 28 26 08	73 37 32 04 05	69 30 16 09 05	88 69 58 28 99	35 07 44 75 47
6	93 22 53 64 39	07 10 63 76 35	84 03 04 79 88	08 13 13 85 51	55 34 57 72 69
7	78 76 58 54 74	92 38 70 96 92	52 06 79 79 45	82 63 18 27 44	69 66 92 19 09
8	23 68 35 26 00	99 53 93 61 28	52 70 05 48 34	56 65 05 61 86	90 92 10 70 80
9	15 39 25 70 99	93 86 52 77 65	15 33 59 05 28	22 87 26 07 47	86 96 98 29 06
10	58 71 96 30 24	18 46 23 34 27	85 13 99 24 44	49 18 09 79 49	74 16 32 23 02
11	57 35 27 33 72	24 53 63 94 09	41 10 76 47 91	44 04 95 49 66	39 60 04 59 81
12	48 50 86 54 48	22 06 34 72 52	82 21 15 65 20	33 29 94 71 11	15 91 29 12 03
13	61 96 48 95 03	07 16 39 33 66	98 56 10 56 79	77 21 30 27 12	90 49 22 23 62
14	36 93 89 41 26	29 70 83 63 51	99 74 20 52 36	87 09 41 15 09	98 60 16 03 03
15	18 87 00 42 31	57 90 12 02 07	23 47 37 17 31	54 08 01 88 63	39 41 88 92 10
16	88 56 53 27 59	33 35 72 67 47	77 34 55 45 70	08 18 27 38 90	16 95 86 70 75
17	09 72 95 84 29	49 41 31 06 70	42 38 06 45 18	64 84 73 31 65	52 53 37 97 15
18	12 96 88 17 31	65 19 69 02 83	60 75 86 90 68	24 64 19 35 51	56 61 87 39 12
19	85 94 57 24 16	92 09 84 38 76	22 00 27 69 85	29 81 94 78 70	21 94 47 90 12
20	38 64 43 59 98	98 77 87 68 07	91 51 67 62 44	40 98 05 93 78	23 32 65 41 18
21	53 44 09 42 72	00 41 86 79 79	68 47 22 00 20	35 55 31 51 51	00 83 63 22 55
22	40 76 66 26 84	57 99 99 90 37	36 63 32 08 58	37 40 13 68 97	87 64 81 07 83
23	02 17 79 18 05	12 59 52 57 02	22 07 90 47 03	28 14 11 30 79	20 69 22 40 98
24	95 17 82 06 53	31 51 10 96 46	92 06 88 07 77	56 11 50 81 69	40 23 72 51 39
25	35 76 22 42 92	96 11 83 44 80	34 68 35 48 77	33 42 40 90 60	73 96 53 97 86
26	26 29 31 56 41	85 47 04 66 08	34 72 57 59 13	82 43 80 46 15	38 26 61 70 04
27	77 80 20 75 82	72 82 32 99 90	63 95 73 76 63	89 73 44 99 05	48 67 26 43 18
28	46 40 66 44 52	91 36 74 43 53	30 82 13 54 00	78 45 63 98 35	55 03 36 67 68
29	37 56 08 18 09	77 53 84 46 47	31 91 18 95 58	24 16 74 11 53	44 10 13 85 57
30	61 65 61 68 66	37 27 47 39 19	84 83 70 07 48	53 21 40 06 71	95 06 79 88 54

续表

	1～10	11～20	21～30	31～40	41～50
31	93 43 69 64 07	34 18 04 52 35	56 27 09 24 86	61 85 53 83 45	19 90 70 99 00
32	21 96 60 12 99	11 20 99 45 18	48 13 93 55 34	18 37 79 49 90	65 97 38 20 46
33	95 20 47 97 97	27 37 83 28 71	00 06 41 41 74	45 89 09 39 84	51 67 11 52 49
34	97 86 21 78 73	10 65 81 92 59	58 76 17 14 97	04 76 62 16 17	17 95 70 45 80
35	69 92 06 34 13	59 71 74 17 32	27 55 10 24 19	23 71 82 13 74	63 52 52 01 41
36	04 31 17 21 56	33 73 99 19 87	26 72 39 27 67	53 77 57 68 93	60 61 97 22 61
37	61 06 98 03 91	87 14 77 43 96	43 00 65 98 50	45 60 33 01 07	98 99 46 50 47
38	85 93 85 86 88	72 87 08 62 40	16 06 10 89 20	23 21 34 74 97	76 38 03 29 63
39	21 74 32 47 45	73 96 07 94 52	09 65 90 77 47	25 76 16 19 33	53 05 70 53 30
40	15 69 53 82 80	79 96 23 53 10	65 39 07 16 29	45 33 02 43 70	02 87 40 41 45
41	02 89 08 04 49	20 21 14 68 86	87 63 93 95 17	11 29 01 95 80	35 14 97 35 33
42	87 18 15 89 79	85 43 01 72 73	08 61 74 51 69	89 74 39 82 15	94 51 33 41 67
43	98 83 71 94 22	59 97 50 99 52	08 52 85 08 40	87 80 61 65 31	91 51 80 32 44
44	10 08 58 21 66	72 68 49 29 31	89 85 84 46 06	89 73 19 85 23	65 09 29 75 63
45	47 90 56 10 08	88 02 84 27 83	42 29 72 23 19	66 56 46 65 79	20 71 53 20 25
46	22 85 61 68 90	49 64 92 85 44	16 40 12 89 88	50 14 49 81 06	01 82 77 45 12
47	67 80 43 79 33	12 83 11 41 16	25 58 19 68 70	77 02 54 00 52	53 43 37 15 26
48	27 62 50 96 72	79 44 61 40 15	14 53 40 65 39	27 31 58 50 28	11 39 03 34 25
49	33 78 80 87 15	38 30 06 38 21	14 47 47 07 26	54 96 87 53 32	40 36 40 96 76
50	13 13 92 66 99	47 24 49 57 74	32 25 43 62 17	10 97 11 69 84	99 63 22 32 98

例如，有 12 只小白鼠，用随机数字表分成甲乙两组，先将小鼠依次编为 1、2、3、…12 号，然后从随机数字表（附表 7）的第 24 列 11 行开始抄录 12 个数，编排如附表 8。

附表 8　随机数字表分组 1

动物编号	1	2	3	4	5	6	7	8	9	10	11	12
随机数目	0	7	6	4	7	9	1	4	4	0	4	9
归组	乙	甲	乙	乙	甲	甲	甲	乙	乙	乙	乙	甲

假设单数代表甲组，双数代表乙组，结果列入甲组的动物有 5 只，列入乙组的动物有 7 只。如要使两组相等，须将乙组减少一只，分入甲组，可用随机数字表，在上述抄录的 12 个数后面再抄录一个数字为 5，于是把乙组第 5 只（编号为第 9 号）小白鼠分入甲组。经过调整，甲乙两组的分配如附表 9。

附表 9　随机数字表分组 2

甲组	2	5	6	7	9	12
乙组	1	3	4	8	10	11

（邱春玉）